ずぼら瞑想

川野泰周

GENTOSHA

はじめに

「いつも心がモヤモヤ、イライラ。ストレスがたまってるのかなあ」

「なんだか頭が回らない、前はもっと仕事に集中できたはずなのに……」

「健康診断では問題なし、なのにどうも体調がすぐれない」

「若い頃は一晩寝れば疲れがとれたのに、最近は朝から気だるい」


病院にかかるほどではないけれど、心も身体も、なんだかスッキリしない。こんなお悩みを抱えた方に、「瞑想《めいそう》」をおすすめするのが、この本です。

その悩みは、**ぜんぶ「脳の疲れ」から来ているもの**。そして瞑想こそ、脳の休息にぴったりだからです。

瞑想だ、脳だというと、「なんだかアヤしい宗教の話？」と心配される方もいらっしゃるかもしれません。実際は、瞑想は禅宗に古くから伝わる大切な修行の1つなのですが、現代ではなじみのない方のほうが多いことでしょう。

ですが、じつは近年、瞑想にルーツを持つあるエクササイズが、世界中で爆発的な広がりを見せています。瞑想に脳科学のメスが入ったことで、**脳の疲れがとれる、悩みが消える、リラックスできる**といった効用が明らかになりました。同時に、より多くの人が実践できるエクササイズとして方法論が確立されたのです。

それが「マインドフルネス」です。今では、グーグルやマイクロソフトといった世界的な企業がマインドフルネスをこぞって社員研修に取り入れ、ここ日本でも、マインドフルネスを扱った本が書店に並ぶようになりました。

かくいう私は、精神科・心療内科医でありながら、横浜にある禅寺の住職でもあるという、珍しい肩書を持った人間です。病院では薬物療法のほかにマインドフルネスを指導していますし、禅僧としても、さまざまな心配ごとを抱えた方々の助けになればと、瞑想をおすすめしてきました。

瞑想とは本来、人生を健やかに生きていくための叡智のかたまりです。つまり瞑想は、私たちの暮らしに身近なもの。こうして多くの方が瞑想に親しんでいる様子を見ると、私はとても嬉しく思います。


でも同時に、こんなお悩みが聞こえてくるようになりました。

いざ瞑想しようと思っても「面倒くさい」「時間がない」。いっとき瞑想にハマったけれども、「続けるのが苦痛」で、気持よくない。簡単にいうと、「始めたくても、始められない」「続けたくても、続けられない」というお悩みです。


私はこの本を、そんな**「ずぼら」な皆さんに向けて書きました。**

瞑想なんて、そう堅苦しく考えることはないんです。会社でもご家庭でも電車のなかでも。あるいは、座っているときでも歩いているときでも。いつでも、やりたいときに、やればいい。だから始めやすく、続けやすい。そんな意味を込めて、私は本書を『ずぼら瞑想』としました。

けれども本音をいうと、ずぼらとは正反対の、「頑張り屋」の皆さんにも、ぜひ読んでいただけたらなと思っているんです。

あとで詳しくご説明しますが、**瞑想は実は「頑張らない人ほど、うまくいく」**という、不思議な性質を持っています。「〜しないといけない」「○○してこそ瞑想だ」といった決まりごとに囚われず、何となく続けられたら、それでOK。日頃ストレスを抱えやすい頑張り屋の皆さんが、ずぼらな生き方に触れる一助になれば、幸いです。

本書では、「これが瞑想なの?」と一般の方なら目を疑うような(先輩の和尚さんには叱られてしまいそうな)、手軽な瞑想を33個、ご紹介しました。

何しろ「ずぼら瞑想」ですから、ぜんぶを真面目にやる必要はありません。「ちょっとひと息入れたいな」「モヤモヤするな」というとき、どれか1つでいいので、試してみてください。あれこれ悩む前に、その場で瞑想。これが習慣づけられたら、**毎日心おだやかに暮らしていける**と、私がお約束します。

どうか気楽に、お好きなところからページを開いてトライしてみてください。

◎瞑想はこんなに簡単にできる!?

ずぼら瞑想導入ワーク

史上最速の「ひと息瞑想」

瞑想とは、「今、この瞬間」の経験に注意を向け、あれこれと思い悩む脳を休ませてあげる、脳のエクササイズです。

瞑想と聞くと、なんだか難しそうに思えるかもしれませんが、そのポイントさえ押さえておけば、どんなことでも瞑想になります。なかでも、呼吸瞑想（P50参照）は効果を実感しやすく、かつ場所を選ばない瞑想とあって、どなたにもおすすめです。

「ひと息瞑想」は、その呼吸瞑想をさらに簡単にアレンジしたもの。おそらくこれは、史上最速の瞑想です。何しろ、たった**「ひと呼吸」あればリラックスできる**のですから。

右手か左手、どちらか片方の手のひらの真ん中あたりに向けて、均等に息があたるように呼吸をしてください。何秒吸って何秒吐くか、腹式呼吸か胸式呼吸かといった細かいところは気にしなくてＯＫです。

ただ漫然と呼吸をするよりも、手のひらを介することで、「呼吸に意識を向ける」感覚をつかみやすくなります。

面白いもので、**心が動揺しているときは、手のひらに均等に息があたりません**。感情の波と呼吸が深く関わっている証拠です。ただし、そこで息をコントロールしようと頑張る必要は、一切ありません。

「今は少し呼吸が乱れているかも」

「だんだん落ち着いてきた」

息が乱れていても、そのまま受け入れ、呼吸の観察を続けてください。それが「今、この瞬間」に意識を向けるということです。

私自身は、クリニックでの診療の合間、患者さんが入れ替わるごとに大きく一呼吸することを習慣にしています。やはり、何秒吸って何秒吐くか、腹式呼吸か胸式呼吸かといった**細かいところは気にしません。**呼吸にしっかり意識を向けることだけを考えて心を落ち着かせ、次の患者さんに向きあう準備を整えています。

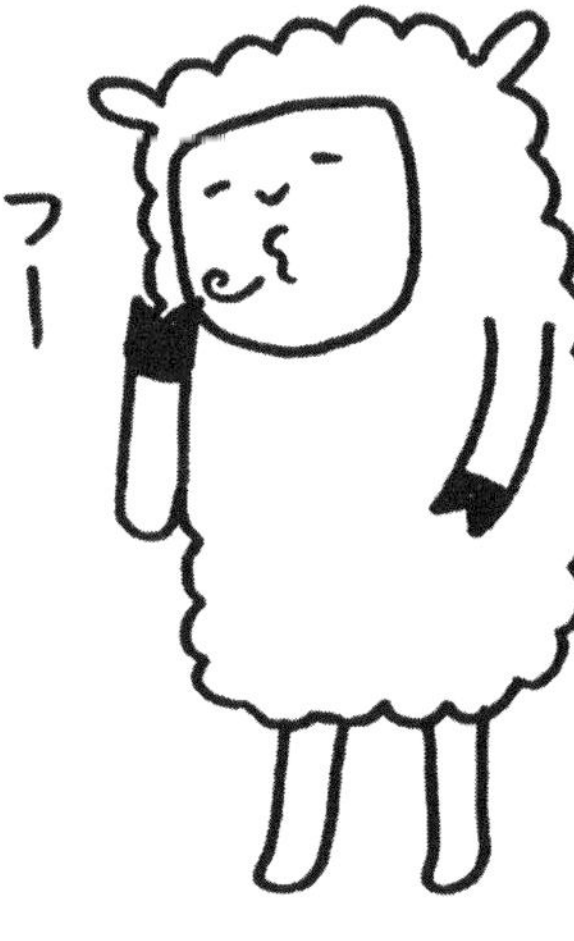

疲れているときに「キャベツの千切り瞑想」

数ある家事のなかでも、キャベツの千切りは嫌われものではないでしょうか。仕事で忙しい人や面倒くさがりの人からは、「スーパーで出来あいのものを買ってくる。家では作らない」

「ピーラーを使うので包丁は未体験」

といった声も聞こえてきます。

実にもったいないことです。たまには、これを料理と思わず、最高の瞑想だと思って試してみてください。

やることは文字通り、キャベツの千切りです。特別なことは、何もしません。

ただし、**キャベツを切る包丁の感覚に、しっかり意識を向けましょう**。

プロのようにきれいに切る必要も、細く切る必要もありません（プロの料理人のなかにも千切りが苦手という人は少なくないそうです）。

「時間がないのになんでこんなことを？」という気持ちも、このときばかりは頭から追い出して、キャベツを切っている、その感触だけに集中しましょう。

瞑想の基本は、いつもは何気なくしている「繰り返し」の作業に、あえて意識を向けることにあります。

それらの多くは、キャベツの千切りと同じように、「非生産的な作業」として嫌われがちです。料理や掃除、洗濯といった家事は、その典型です。

この生産性重視の世の中では、機械で自動化したり、家事代行をお願いしたりと、家事を効率化するのが賢い生き方とされるようになりました。しかし効率化するだけでは、心は楽になりません。むしろ「不便な時代のほうが心は豊かだったのかもしれない」と、多くの人が気づき始めているのではないでしょうか。

本当は、**非生産的な行為こそが心の救いになる**んです。だったら、それをすべて効率化してしまうのは、もったいないこと。

毎日とはいいません。「今日は疲れたな」と感じているときは、家事をサボるよりも、あえて家事に没頭してみてください。似たところでは、納豆を「かきまぜる」、大根を「すりおろす」、ネギを「刻《きざ》む」といった作業も、瞑想のつもりでやってみると、脳にたまっていた疲労が抜け、心が整っていきます。

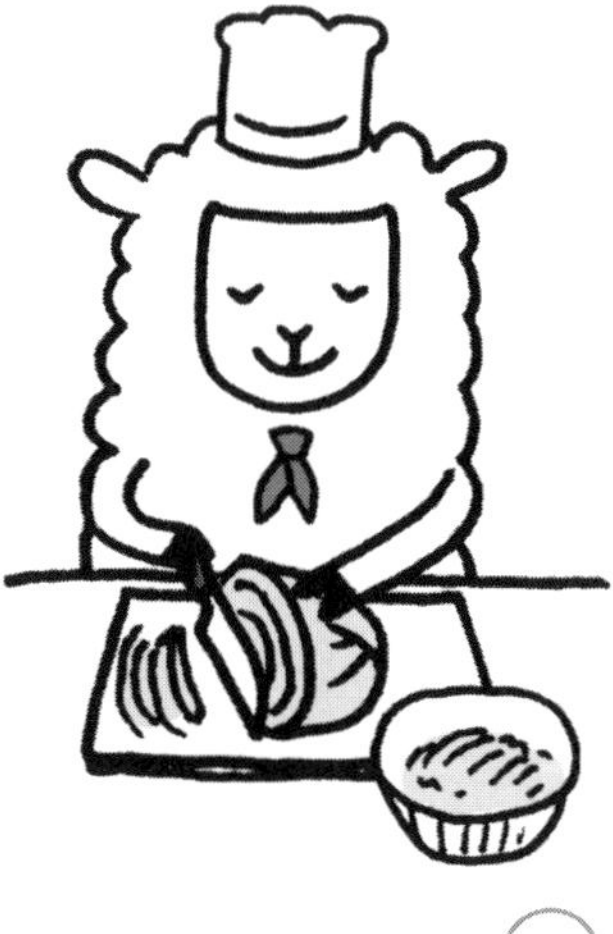

好きな物を食べるだけ「おやつ瞑想」

行儀が悪いとはわかっていても、ついついやってしまうのが、テレビを見ながら、おしゃべりしながらの「ながら食い」です。

行儀の悪さもさることながら、食べることの有り難み、食べ物の美味しさまでわからなくなってしまうのが、困りものです。

一口一口をゆっくり、大事に味わって食べる食事瞑想（P60参照）は、だからこそ新鮮な驚きを体験していただけると思います。

おやつ瞑想は、食事瞑想よりもっと手軽です。ナッツを使いましょう。

ナッツを口に入れます。ただし、すぐには噛みません。

最初は、**噛まずに舐《な》めるだけ**。10秒間ほど、ナッツ表面の味や香りだけを味わってください。普段は「ながら」で無造作に食べているナッツです。すぐに噛みたくてたまらなくなりますが、ここではぐっと我慢しましょう。ナッツ表面の塩味がなくなるまで舐めてから、ようやく噛みしめます。

すると「ああ、やっと食べられた」という喜びを心から感じられます。

食べ慣れているナッツが、こんなに美味しいものだったのかと、びっくりするはずです。

別にナッツでなくても構わないのですが、ナッツには幸せホルモンと呼ばれる「セロトニン」の原料となる物質**トリプトファンが豊富に含まれており、心の健康につながります**。おやつにするならポテトチップスよりナッツのほうがいいかも、ということで、おすすめしておきます。

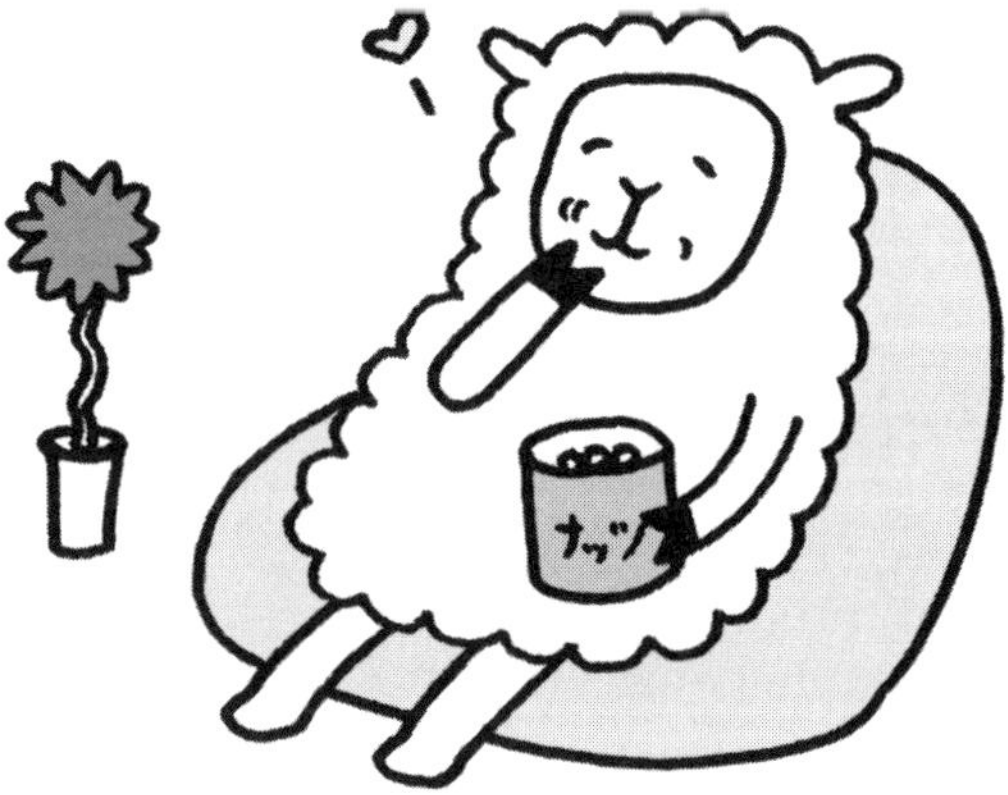

ずぼら瞑想

目次

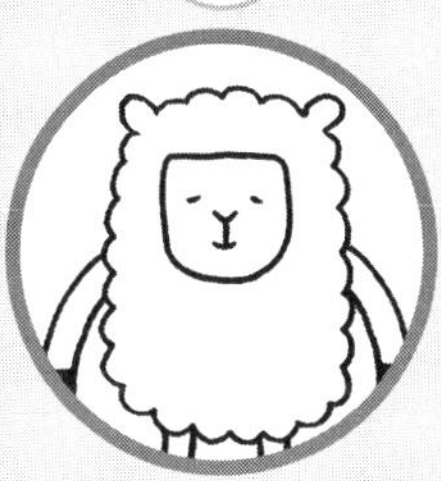

序章

悩みはマインドフルネスですべて解決できる

1章

ずぼらな人のほうが、瞑想の効果がある？

2章

1日1分、きょうから ずぼら瞑想を始めよう

3章 ずぼら瞑想で自律神経を整える

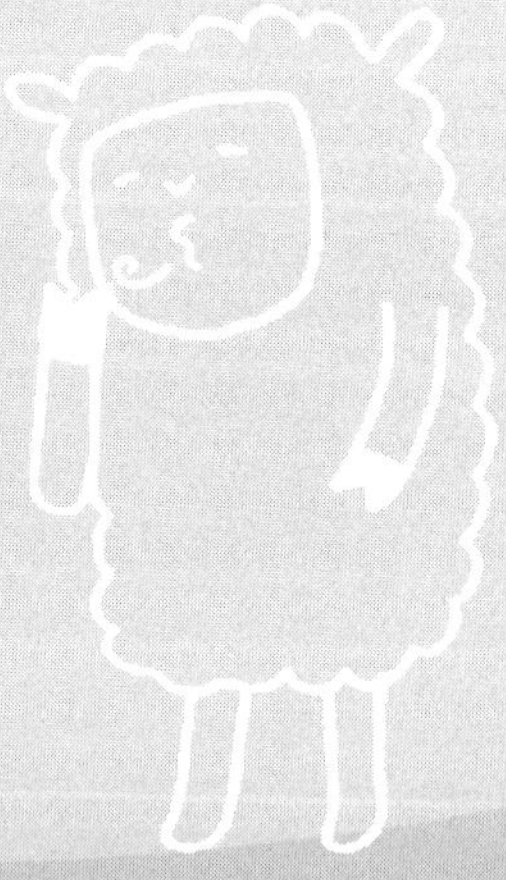

4章

ずぼら瞑想でメンタルを強くする

5章 ずぼら瞑想で集中力を上げる

やってみよう！ 簡単 ずぼら瞑想ワーク集

6章 ずぼら瞑想でマインドフルに生きる

装丁　next door design 大岡喜直
装画・本文イラスト　坂木浩子
DTP　美創
編集協力　㈱岩下賢作事務所
東雄介

序章

悩みはマインドフルネスですべて解決できる

その悩みは脳の疲れのせい

一言でいってしまえば、瞑想とは「脳の休息」です。

たったそれだけのことですが身体の休息と比べると、脳や心の休息の方法はこれまであまり知られてきませんでした。

現代人が忙しすぎるせいもあるのでしょう。たった10分、静かに瞑想してもらうだけでも「時間をムダにしているみたい」といって落ち込む人がいます。「ただ休む」ということは、現代人にとって思いのほか難しいことなんですね。

これは根深い問題です。

というのも、現代人の悩みの多くは、脳の疲れから始まるからです。

脳の疲れとは、聞き慣れない言葉かもしれませんが、これが厄介なんです。

第一に、身体の疲れと違って、**脳の疲れは一晩寝たぐらいでは回復しません**。それでいて自覚しにくい。忙しさにかまけて放ったらかしにすると、やがて原因不明の身体の不調や、心の病、幸福感の低下など、さまざまな症状が表れてきます。

とりわけ日本人は、頑張りすぎるきらいがあります。本当は好きじゃないこと、義務でやっていることまで、一生懸命に頑張ろうとする。

あなたもそうじゃありませんか？

でも、やっぱりそれは無理をしているんです。

身体は動いていても、**心がついていていかない状態では、仕事でも私生活でも思うようなパフォーマンスは上がりません**。それでも頑張り続けた結果がバーンアウト、いわゆる燃え尽き症候群です。「いくら頑張っ

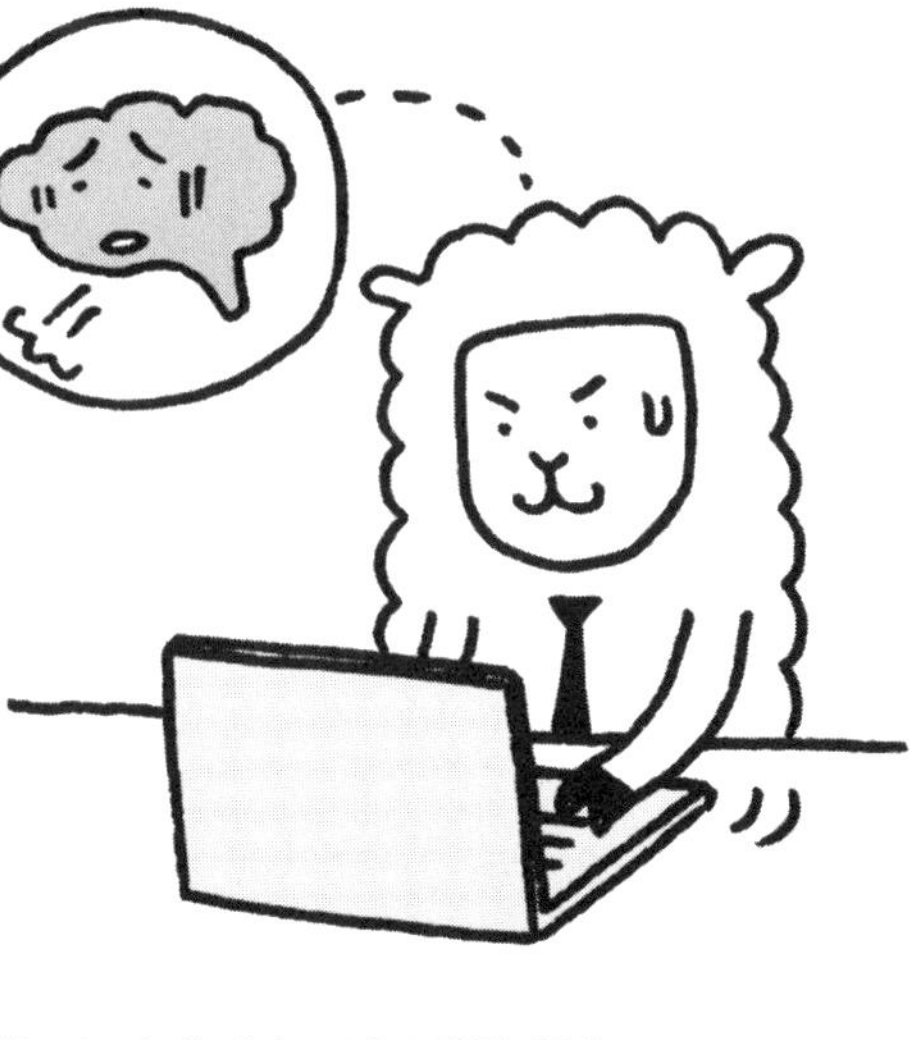

てもうまくいかない」という失敗体験を重ねてストレスをため込んだ人が、私が勤めるクリニックにもたくさんやってきます。

悩みが病気に変わる前に

瞑想は、その脳の疲れを癒《いや》し、心をスッキリさせるものです。そしてマインドフルネスとは瞑想を最新の科学で解明し、誰もが親しめるかたちにしたもの。

今では医療においてもマインドフルネスは導入されています。うつ、不安障害、PTSD（心的外傷後ストレス障害）など心の病に対する効果も証明済み。クリニックでも、マインドフルネスを積極的に指導するようになりました。

もっとも私たちが**心身ともに健康に暮らしていくためには、治療よりも予防が肝心**です。脳の疲れが、重い症状に悪化する前に食い止められたら、それに越したことはありません。

脳の疲れのサインとして、もっとも身近なものは、集中力の低下です。

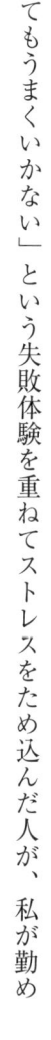

どうか、そのサインを見逃さず、「なんだかおかしいな」と感じた段階で一息いれるよう、努めてください。

最初は、**長い時間デスクに向かっていられない、信じられないようなケアレスミスを繰り返す**といった小さなサインが表れます。

睡眠障害もよくある症状の一つです。気持ちはもっとゆっくり寝ていたいのに、身体は朝早く目が覚めてしまい、睡眠不足に苦しみます。

ここから症状が一つ重くなると、「アンヘドニア」が表れます。これは「快楽の消失」という意味です。

例えば、食事が美味しくなくなります。重いうつの人は「食事をしても砂を嚙むようだ」といいます。

世界の見え方も、悪いほうに一変します。

グーグルにマインドフルネスを広めたチャディー・メン・タン氏は、これを「ものごとの解像度が落ちる」と表現しました。世界の色が薄ぼんやりとして、味気ないものになる、というのです。それから、趣味に興味を失います。「そういえば以前は釣りに行ってたな」などと、どこか他人事《ひとごと》のように感じられます。

快楽の消失は、生きる楽しみを失うのと同じです。ここまできたら、もう完全なうつ。非常に危険な状態です。

それでも本人は案外、淡々としていることが多く、**クリニックでも病気を見逃してしまう**ことがあります。

そういう方は、職場でも元気に見えるんです。でもゼンマイのねじが切れるように突然、会社に行けなくなってしまう。周りの人にはさっぱり原因がわかりません。後になって、クリニックから会社に診断書が送られてきてはじめて、「まさか、あの人がうつなんて」とわかる。そのぐらい、前触れなくガクッときます。

この先は、みなさんをおどかすような話になります。やがて「自分が悪い」「自分はちっぽけだ」等、自分を責める気持ちが強くなり、ついには「死にたい」気持ちが起こるまでになってしまうのです（希死念慮）。

そうなる前に、**治療を始めるか休職しないと、最悪の場合は、自殺してしまう**こともあります。そんな危険を抱えた人が毎日何人もクリニックにはやってきます。

ここからわかるのは、「病気になってからでは手遅れになる可能性もある」ということ。治療よりも予防が肝心だというのは、そういうわけなんです。

予防医学の世界には、一次予防、二次予防、三次予防と3段階あります。三次予防というのは病気を経験した後のリハビリのこと。二次予防は早期発見と早期治療。そして一次予防が本当の予防です。そもそも**疲れにくい脳、ストレスをためない心をつくること**であり、疲れたら休めてあげることです。

そして、それこそが、数ある心理療法のなかでもマインドフルネスが得意とするところです。

瞑想はゆるく、フリースタイルに

これから私は、マインドフルネスの手法としてさまざまな瞑想をご紹介していきます。それも、ただの瞑想ではありません。「ずぼら」瞑想です。

瞑想というと、みなさんだいぶストイックなイメージをお持ちのようです。

例えば、「お坊さんが2時間も3時間も、わき目もふらずに坐禅《ざぜん》を組んでいる」イメージ。確かに、1つの戒律のもとで集団生活を送るという修行の一環として、長時間の瞑想をすることはあります。それでも、臨済宗《りんざいしゅう》も曹洞宗《そうとうしゅう》も、1回に30分〜40分程度の坐禅が基本です。

本当は、時間や場所にこだわる必要は、少しもありません。また、**静かに座るだけが瞑想ではない**ということも、これから出てくる数々のずぼら瞑想から、ご理解いただけると思います。

お坊さんのなかには、

「それでも、最低30分は続けてください」

「静かな場所を選んでください」

とすすめる方もいます。

もちろん、長い時間瞑想ができるなら、素晴らしいこと。それだけ脳の疲れをたっぷり癒せるということですからね。

でも細かいことを言い出したらキリがありません。それに「静かな場所を選んで30

分」と言われて、毎日忙しく働いている人たちが実践できるでしょうか。いちいちそんな決まりごとを守っていたら、お坊さん以外の誰も、瞑想の心地よさを味わえなくなってしまいます。

だから私はお坊さんではない一般のみなさんに、あえて言います。

瞑想は、1分でもいいんです。たった**1分でも脳の休息にあて、脳の疲れを癒すことのほうが、いちいち決まりごとを守るよりも、ずっと大切**です。

呼吸瞑想にしても、私の修行中は「目を開けてやるもの」だと教わりました。「目を閉じると暗闇のなかに妄想が出てきやすくなるから」というのですが、このさい私は「そんなこと気にするな」と言ってしまいます。物にあふれた日常においては、目をつぶったほうが瞑想に集中できる環境も、たくさんあると思うからです。

ずぼら瞑想はいってみれば、現代に生きるみなさんに**禅の心を届けるため、できるだけ親しみやすいかたちに瞑想をカスタマイズ**したものです。

それは、私が人生を通して実践している「生き方」でもあります。

高校生の頃、お寺の先代である父が亡くなりました。これまでの人生でも、父が亡くなったことはもっとも悲しいできごと。あのときを境に、こう考えるようになりました。

とにかく**今、目の前で起きていることを楽しもう**。そのためにすべてを費やそう。

今思えば、それがずぼら瞑想のはじまりでした。学生時代、お寺の庭にバッティングネットを置いて、野球の軟式ボールをただ投げ続ける、という妙な遊びをしていたことを覚えています。私は一人っ子でしたし、遠くまで通学していたせいで地元の友だちも少なかったんです。だから1人、黙々と球を投げ続けました。

それが、なんだか無性に面白いのです。不思議と心が穏やかになるのです。あれは「当時の僕」なりの、心の整え方だったのだと思います。

「禅というのはお前が言うほど簡単な、浅はかなものではない」とおっしゃる方もいますが、私は今を生きる人が誰もが理解できる形で、禅の心を現代に広めていきたいと思っています。

それに、こうも思うんです。

仏教の極意は「あるがまま」。**「こうあるべき」という縛りのない、自由で寛容な生き方**です。それなら、禅僧は本来フリースタイルであるとはいえないでしょうか？

ありようを1つに決めてしまうことが禅であると、言いきれるでしょうか？

「こんなずぼらな禅僧がいてもいいでしょ」

本書でそんな問題提起をすることも、私のちょっとした野望なのです。

序章

まとめ

◎瞑想とは「脳の休息」である。

◎脳の疲れをほったらかしにすると原因不明の身体の不調、心の病、幸福感の低下など、さまざまな症状が表れる。

◎大切なのは治療よりも予防。ずぼら瞑想で疲れにくい脳、ストレスをためない心をつくる。

◎瞑想は時間や場所にこだわる必要は全くない。毎日続けることが大切。

◎瞑想は1分でもいい。待ち時間など細切れの時間を使って気づいたときにやってみる。

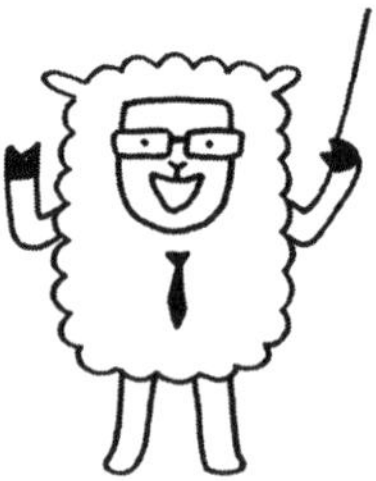

1章

ずぼらな人のほうが、瞑想の効果がある？

頑張る人ほど続かないわけ

本書では、ずぼらな人でも続く瞑想を、選りすぐって紹介しています。いえ、ずぼらな人ほどうまくいく瞑想、と言ってもいいかもしれません。

いつでもどこでもやればいい。

やりたいときにやったらいい。

やりたくないと思ったら、やめていい。

だから無理なく続けられて、効果てきめん。

それを**名付けて、『ずぼら瞑想』**です。

普通、「瞑想」と聞いてみなさんが思い浮かべるのは、どんなものでしょう。

例えば静かなお寺で行う坐禅でしょうか。あるいは、心が落ち着く独特の呼吸法でしょうか。じっさい禅寺まで足を運んで瞑想を体験した方もいるかもしれません。

ずぼら瞑想は、もっとずっと簡単です。

簡単だから、いつでもどこでも、できるもの。本書冒頭で紹介したひと息瞑想、キャベツの千切り瞑想、おやつ瞑想にしても、簡単すぎて、「一体どこが瞑想なの？」「こんなもので効果があるの？」というものばかりです。

でも、安心してください。どれも立派な、瞑想なんです。

そして、最初に覚えておいてください。

瞑想は、**頑張らないほど、ずぼらであるほど、うまくいきます**。裏を返せば、頑張る人ほど、瞑想はうまくいかない、ということです。

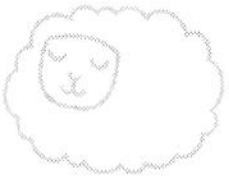

ずぼらな人から、救われる

「頑張って何がいけないの？」

そう気分を悪くされた方がいたら、ごめんなさい。でも本当なんです。瞑想＝マインドフルネスは、頑張る人ほどうまくいきません。

その点で、**瞑想は、普通の勉強や仕事とは、正反対の性質**を持っています。

私が普段関わっている精神医療にしても、基本的には、「頑張れば頑張るほど」うまくいきます。カウンセリングだって、真面目にクリニックに通ってもらい、一生懸命自分に向き合った人ほど報われて、病気も早く治る、というものなんです。

ところが、瞑想はそういった医学の常識の逆をいきます。

のちほど詳しく説明しますが、瞑想とは**「今この瞬間」のみに意識を集中させることで、あれこれ思い悩む脳と心を休める**というものです。

例えば、歩く瞑想をするときは地面を踏みしめる足の裏の感覚にしっかり注意を向けて歩きます（P53参照）。呼吸瞑想をするときは、呼吸をコントロールするのではなく、鼻を出入りする息を観察するだけにとどめます（P50参照）。

そんなとき、「もっと頑張ろう。うまくやろう」「～しなくちゃ」といった思い込みがあると、それが雑念となり、今この瞬間に意識を向けることが難しくなります。

それに、そうやって自分の心を追い詰めていると、うまくできなかったときに「やっぱりダメだった……」と自分を責める気持ちが生じたり、「あれだけやったのに何も変わらないじゃないか」といった不平や不満、ストレスをため込んでしまいます。

ですから瞑想は、むしろ**「頑張らないといけない」という思い込みを捨てた人から先に報われていきます**。これは「執着を手放すことで幸せになる」という仏教の教えにも通じるのですが、本書はなるべく、そういう難しい話を抜きにして進めていくつもりです。

私がいいたいことは、たった1つだけ。もっとずぼらに、肩の力を抜いて生きていこうよ、ということです。

実は、そんな生き方を手に入れるためにも、ずぼら瞑想は効きます。

ずぼら瞑想は、ずぼらな人でも続く瞑想のことだと、最初にお話ししました。

でも同時に、真面目すぎるあまりストレスを抱えている人たちが、ずぼらな生き方に触れるためのエクササイズでもあるんです。

誰の心にも「ずぼら君」はいる

これまで真面目に頑張ってきた人に「ずぼらになれ」というのも少々無理があるかもしれません。でも本来、どんな人にもずぼらな心は備わっています。

真面目な人がずぼらになるための、ちょっとしたコツを教えましょう。

心のなかに**「ずぼら君」を思い浮かべてみること**です。

「ずぼら君て、なにそれ？」とツッコミが入りそうですが、実は心理療法のなかにヒントがあるんですね。

それは認知行動療法といって、「～でないといけない」「～するべき」という過度な思い込みを取りのぞき、患者さんの不安や悩みを改善するための治療法です。

治療は、患者さんの辛《つら》い体験を紙に書き出してもらうことから始まります。医師と患者さんがそれを一緒に眺めながら、どうしてそのとき腹が立ったのか、別の人にはどう見えるのか等々、分析していきます。こうしたセッションを繰り返すうちに、患者さんは自分の考えが偏っていたことを自覚し、修正していけるんです。

でも、これをいつも2人でやるのは大変。

そこで私は、患者さん1人でも治療が進められるよう少しアレンジして、

「頭のなかに賢者くんを1人つくっておきましょう」

と指導しています。

何かイライラしたときは、「賢者くんなら何て考えるかな」と問いかけてみる。そうして**「〜でないといけない」「〜するべき」という過度な思い込みに自分で反論するクセをつける**んです。これで、イライラが治まる人が多いんです。

もうわかりましたね。同じことを「ずぼら君」を相手に、やってみましょう。

「まだ足りない」

「もっともっと、ちゃんとしなきゃ」

といった思い込みから、ついつい頑張りすぎてしまうときは、

「ずぼら君ならなんていうだろう?」

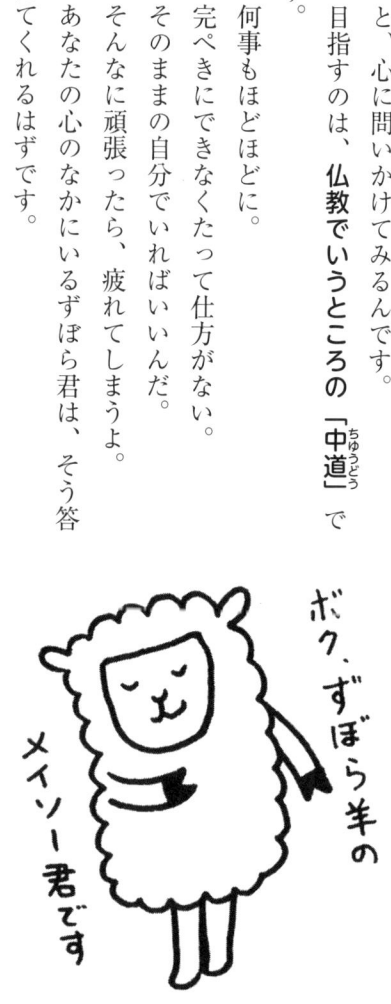

と、心に問いかけてみるんです。

目指すのは、**仏教でいうところの「中道《ちゅうどう》」**です。

何事もほどほどに。

完ぺきにできなくたって仕方がない。

そのままの自分でいればいいんだ。

そんなに頑張ったら、疲れてしまうよ。

あなたの心のなかにいるずぼら君は、そう答えてくれるはずです。

「なんとなく」が一番続く

どの瞑想も、試した瞬間から効果を実感できるものです。練習らしい練習はいりません。瞑想すればその場で頭がスッキリし、心が安らぎます。これを日常生活のあちこちに組み込むことができたら、一瞬のリラクゼーションに終わらず、毎日心穏やかに暮らしていけるはず。ずぼら瞑想の考え方は、こんなにもシンプルです。

ちょっと疲れたな、気持ちがモヤモヤするなと思ったら、あれこれ悩む前にその場で瞑想してみてください。「ああしなきゃ、こうしなきゃ」と決めつけず、「なんとなく」で気楽に続けていけたら、一番いいんです。

ただし、そのとき、その場所にぴったりの瞑想があるかもしれませんから、種類だけはたくさんご紹介することにしました。

例えば、会社のデスクではコーヒー瞑想やおやつ瞑想。会社の行き帰りには、歩行瞑想を。一日の終わりには、布団にはいってボディスキャン瞑想（P55参照）。「私は歩く瞑想が一番しっくりきます」というのなら、ずっと歩く瞑想を続けても構いません。**自分に合う瞑想、合わない瞑想を探すのも、小さな楽しみ**です。

それが面倒くさいというなら、

「この時間になったら、この瞑想をしよう」

というふうに習慣化してしまう手もあります。

とくに**「ついイライラしてしまう」時間を瞑想にあてる**と、効果を実感しやすいと思います。

例えば、毎日電車通勤をしている人なら、「電車は瞑想の時間」と決めてしまう。満員電車でストレスがたまる時間を、逆にリラックスのために使うわけです。P78で紹介している「つり革瞑想」などは、いかがでしょう。

同じように「信号待ちは瞑想の時間」というのもいい。

たった数分の待ち時間でも、急いでいるときに足止めされるとイライラしますよね。そこですかさずずぼら瞑想です。

こうすると、**「いつもイライラしているのに、今日は落ち着いているな」**と気がつきやすいと思います。

その気づき自体がごほうびです。そしてごほうびがあると、瞑想は続きやすい。「こんないいことがあるなら、明日もやってみようか」と思えるからです。

本当のことをいうと、禅の世界では「瞑想（坐禅）はごほうびをあてにしてはいけない」と教わります。

「～のために」という目的意識がじゃまをして「今、この瞬間」に意識を集中できなくなるから、というのですが、そうはいっても、人間はよくばりな生き物です。何かしらごほうびがあったほうが、続きやすいですよね。

いつもイライラする時間を心穏やかに過ごせる。いつもと同じ時間、同じ会社に出社しているのに、なんだか気持ちがスッキリしている。

それって、なかなかいいごほうびだと思いませんか。

なかには、「今日から習慣にしよう」と決めたことさえ、忘れてしまうずぼら君もいるかもしれません。

それはそれで、仕方がない。だったら、忘れても思い出させてくれるツールを用意しましょう。例えば、スマホの**タイマー機能を1時間おきにセットして、作動するたびに呼吸瞑想をする**と決める。私の患者さんには、キッチンタイマーを使っている主婦の方もいます。

意外なところでは、アップル社のスマートウォッチ「アップルウォッチ」がとても便利です。

アップルウォッチには、座っている時間が長くなると、健康面の配慮から1時間に1回「立ちなさい」というメッセージを表示して運動をうながす「スタンドリマインダー」という機能があります。立ったついでに、**歩く瞑想をしたり、呼吸瞑想をしたりすると効果倍増、**というわけです。

1章

まとめ

◎瞑想は頑張らないほど、うまくいく。頑張りすぎる人ほど、瞑想はうまくいかない。

◎「うまくやろう」「〜しなくちゃ」といった思いこみがあると、それが雑念となる。ずぼらにゆるく続けよう。

◎頑張りすぎないように、頭の中に「ずぼら君」を一人つくっておく。

◎瞑想に練習は必要ない。試した瞬間から効果がでる。

◎ずぼら瞑想を日常生活のあちこちに組めば、毎日穏やかに暮らしていける。

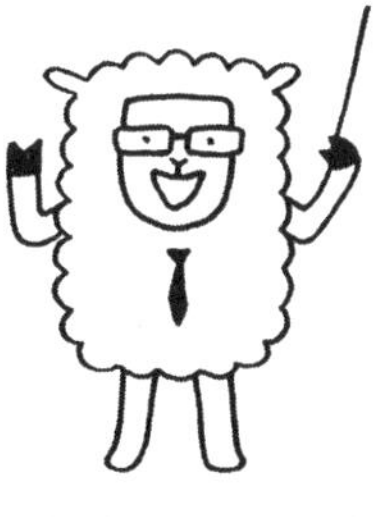

やってみよう！ 簡単 ずぼら瞑想ワーク集

①呼吸を「観《み》る」

呼吸瞑想は、マインドフルネスの入り口です。あまりに当たり前すぎて普段は意識を向けることがない呼吸に、あえて意識を向けます。

仕事中の気分転換に、就寝前のリラックスにと「いつでも・どこでもできる」瞑想として、ぜひとも覚えておいてください。

場所は、床でもイスでも座布団の上でも構いませんが、ここでは移動中やオフィスでもできるよう、イスに座って行う方法をご紹介します。仕事中に**「集中力が切れてきたな」「なんだか頭がボーッとする」と感じたとき**に、試してみましょう。

① 両足を少し開き、イスに座ります。頭の上から1本の糸でつられているような

イメージで、背筋を伸ばします。

② 3回ほど大きく深呼吸します。新鮮な空気を胸いっぱいに吸い込み、自然に吐き出します。

③ 鼻を流れる空気を観察します。

3回の深呼吸のあとは、深く息を吸おうとか、長く吐こうなどと考えず、ありのままの呼吸を感じるようにします。コントロールするのではなく、**呼吸をただ「観る」「眺める」感覚がコツ**です。

続ける時間にも決まりはありません。

心地よく感じられるなら、いつまでも続けてください。一般的には2〜3分、慣れたら10分ぐらい続けるのがよいとされていますが、文字通り「一息いれる」だけで、脳の疲れがとれたことを実感できると思います。

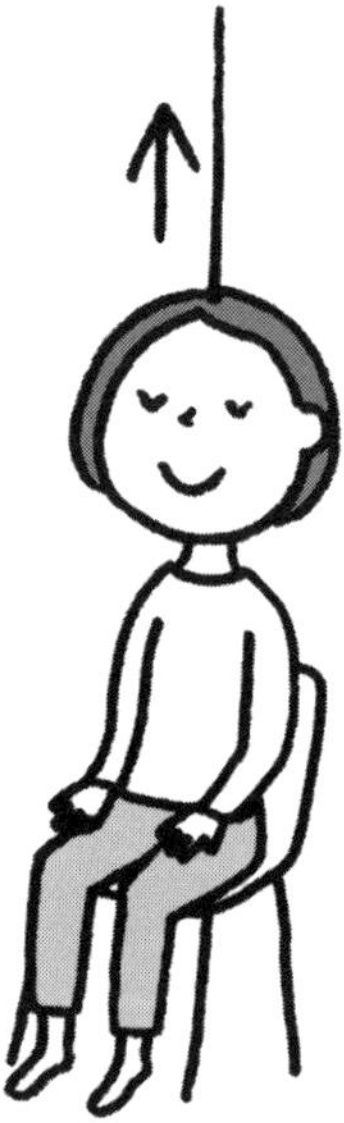

両足を少し開き、イスに座ります。頭の上から１本の糸でつられているようなイメージで背筋を伸ばす

３回ほど深呼吸をしてから鼻を流れる空気を観察する

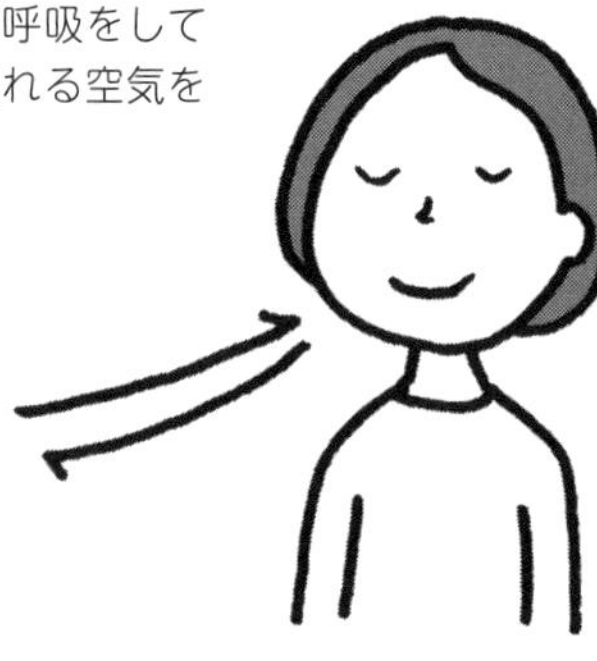

②　足裏の感覚を追いかける「ブッダ・ウォーキング」

歩いている最中の足の裏の感覚に意識を集中させる、という瞑想です。

① 普段通りのスピードで歩きながら、
② 右、左、右、左と、足の裏の感覚に注意を向ける

海外の修行僧のなかにはこれを「ブッダ、ブッダ」のかけ声でやる人もいます。片足が上がったら「ブッ」、着地したら「ダ」と心のなかで唱えます。これを名付けてブッダ・ウォーキングです。

こうして**1歩ずつ、足裏の感覚を味わいながら歩きます**。

1つ、注意していただきたいことがあります。右、左、右、左と心のなかで唱えているリズムに合わせるように歩いてしまうと、いっちに、いっちにのリズムで歩く行

進と変わりません。これを瞑想にするには、**歩いている足の感覚を「あとから追いかける」イメージ**を心がけてください。

歩行瞑想は、呼吸瞑想と並ぶ、瞑想の基本です。呼吸に比べると、地面を踏みしめている足の感覚のほうがはっきりしていて観察しやすいため、「歩行瞑想のほうが簡単、続けやすい」という人もいます。

私の著書『悩みの9割は歩けば消える』（青春出版社）では、1歩をさらに4つの感覚に分割するマインドフル・ウォーキングをご紹介しました。具体的には、いつもよりグッとスピードを落とした上で、かかとが上がる、つまさきが上がる、空中を足が移動する、足が着地する、という一連の感覚をつかみながら歩き続けるというものでした。興味のある方は、そちらも参考にしてください。

③ 自律神経の不調に5分間の「ボディスキャン」

ボディスキャンは、**身体を深く休ませる瞑想**です。寝た姿勢で行います。

とくに、自律神経の乱れからくる身体の不調には、とても効き目があります。疲れた一日の終わりに、心地よい癒しを感じてください。

マサチューセッツ大学のジョン・カバットジン博士が開発した「マインドフルネスストレス低減法」では、45分間のボディスキャンが推奨されているのですが、それだけの時間を瞑想にかけるのは、忙しい日本人には抵抗があります。

ここでは、**5〜10分でもボディスキャンの効果を体験できる**よう、私がアレンジしたものをご紹介します。

① 仰向けに寝て、呼吸瞑想を続けます（1分間）

② 頭に注意を向け、頭のあたりに感じる、すべての感覚を意識します（頭の重さ

や熱さ、心地よさなど、どんな感覚でも結構です。（1分間）

③ 一度大きく深呼吸して、頭に向けた注意をリセットし、首や肩の感覚に注意を向けます（1分間）

④ 大きく深呼吸して首や肩への注意をリセットし、腰で感じる感覚に注意を向けます（1分間）

⑤ 大きく深呼吸して腰の感覚をリセットし、両足の先の感覚に注意を向けます（1分間）

⑥ 大きく深呼吸して足先への注意をリセットし、呼吸瞑想に戻ります（1分間）

※ここでは「頭」「首と肩」「腰」「足先」の4カ所で行っていますが、途中で胸やお腹、手や腕など、**自分が重さや痛みなどを感じる部位を入れてもOK**です。

ボディスキャン中は寝た姿勢でリラックスするため、眠気を感じる人が多いかもしれません。

ジョン・カバットジン博士は「眠気は瞑想を妨げるもの」としています。これに対し、グーグルにマインドフルネスを広めたチャディー・メン・タン氏は「不眠に悩んでいる人に役立つ」として、眠気をポジティブに捉えています。

私はというと、チャディー氏と同じ意見です。日本人の4割が不眠に悩んでいるとも言われています。眠れないのはベッドに入っても脳が活発に動いているから。瞑想によって脳の活動が落ち着き、不眠が改善するなら、それでよし。ボディスキャン中に**眠くなったら、無理に瞑想を続ける必要はありません**。そのまま安らかな眠りにつきましょう。

仰向けに寝て、呼吸瞑想をする（1分間）

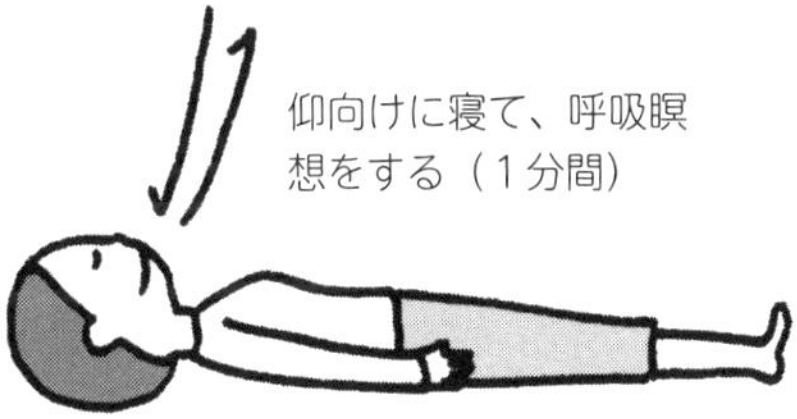

「頭」に注意を向ける（1分間）。深呼吸して、頭に向けた注意をリセットする。「首と肩」「腰」「足先」と同じことを続ける

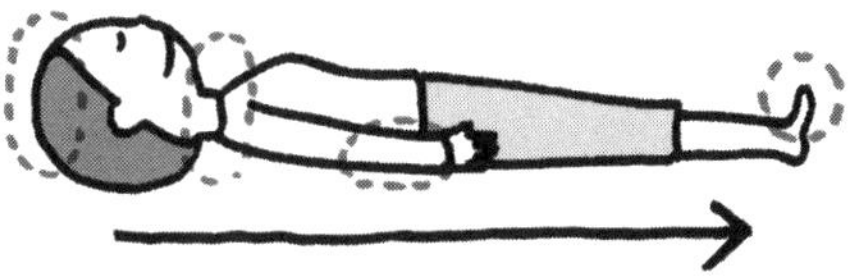

4 聞きたくない話ほど全力で聞く

苦手な人の話を聞いているときや、上司に叱《しか》られているとき、取引先からクレームを受けているとき。他人に対するネガティブな感情で心がいっぱいになると、相手の言葉は耳に届かなくなります。

そんな話を、**あえて全力で聞く**。マインドフル・リスニングという瞑想です。

実際のところ、私たちは普段から相手の話を聞いているようで、ほとんど上の空ということが多いものです。

「早く終わってくれないかな」

「なんで自分が叱られないといけないんだろう」

そこにあるのは、「他人のためにどうして自分の大切な時間を使わないといけないの？」という不平、不満やストレスです。これら**ネガティブな感情を消すための瞑想**です。

具体的には、相手の話を、短い言葉に要約します。

相手が何を伝えたがっているのか、**今どんな気持ちでいるのか、それを探るための情報収集のつもりで聞きましょう**。そのあとで「なるほど、つまりこういうことですね」と要約してあげる。すると、相手も「ちゃんと聞いているな」と安心して、キツイ言葉は口にしなくなっていきます。

また情報収集のつもりで聞いているので、相手がネガティブなことを言っても「この人は今きっと辛い状況にあるんだな」などと、冷静に受け止めることができ、心が揺さぶられることがありません。聞きたくない話にもいちいちイライラすることがなくなり、脳が疲れずに済みます。

臨床心理学やカウンセリングの分野では、これは「傾聴」と呼ばれ、重要なテクニックとして活用されています。

5 たった一口で満足できる「マインドフル・イーティング」

食べ始めの最初の一口だけでも結構です。目を閉じて、大切に食事を味わってください。スマホを見ながら、テレビを見ながらの「ながら食い」では味気ないばかりだった食事が、見違えるように豊かなものになります。いつもと同じメニューを食べても、**これまで感じたことのない美味しさに気がつくかもしれません。**私は三食、合掌して「私はこれから一生懸命食べます」と誓ってから食べるようにしています。

マインドフルネスの講演会では、レーズンを使った本格的な食べる瞑想を体験してもらっています。参考までに、こちらもご紹介しておきましょう。

① レーズンをつまみ、色、形、つや、しわなどをよく観察します。
② 食べたらどんな味がするかイメージします。口のなかには、自然と唾液があふれてくるはずです。

③　ようやく、レーズンを口に入れます。舌の上で転がし、味や形を口のなかで感じてから、ゆっくり噛みしめます。

④　何度も噛んでから、飲み下します。レーズンが喉を通り、胃に落ちてゆく様子も感じてみましょう。

たかがレーズンと、侮るなかれ。こうして丁寧に味わって食べると、レーズンの美味しさを再発見できることでしょう。

マインドフル・イーティングには、**少ない量でもお腹が膨《ふく》れる**という、うれしい効用もあります。

とくに、ストレスからやけ食い、ドカ食いをしてしまう人は、一口一口、なるべく時間をかけて食べるよう意識してください。それだけで食事量が適正に抑えられます。

米ブラウン大学の研究でも、マインドフルネスを実践している人は糖尿病の血糖コントロールがうまくいく、ダイエットに成功しているという事例が報告されました。

マインドフル・イーティングがダイエットに効く。メタボで困っている私の知人の協力で、実験してみたことがあります。

　大好きな牛丼を単品で食べた場合と、ミニ丼と小さい野菜サラダのセットを食べた場合で、比較をしました。早食いすると、大盛りを食べないと満腹にならないそうです。でも、小さいサラダをマインドフルに食べてからだと、**ミニ丼1つで満腹に**。牛丼大盛りとミニ丼のカロリーの差は約400キロカロリー。マインドフル・イーティングによってもたらされる恩恵は計り知れません。

2章

1日1分、きょうからずぼら瞑想を始めよう

瞑想とは「脳のケア」である

そもそも瞑想とはなんなのか、あらためて考えてみましょう。

ごく簡単にいうと、「今、この瞬間」に意識を集中させ、脳を休めることをいいます。本書で紹介しているさまざまなずぼら瞑想も、「今、この瞬間」に意識を向ける手段であるという点で、すべて同じものです。

実感しやすい効果は「頭がスッキリする」というものですが、それだけでは終わりません。近年の研究では、**集中力や判断力、ストレス耐性など、仕事のパフォーマンスの鍵をにぎる能力が向上したり、人間関係の改善が望める、うつなど心の病が治る、**といった効果まで実証されています。

しかし「身体を休める」のではなく「脳を休める」ものだと言われても、ピンとこない人が多いかもしれません。仕事はしているし、病院通いもしていない。何か問題があるの？　と。

確かに、身体は元気なのかもしれません。

でも、あなたの脳はどうでしょうか。

クリニックにやってくる患者さんを見ていると、よくわかります。私たち現代人の脳は、ひどく疲れています。身体の疲れよりも脳の疲れのほうが、ずっと深刻です。

身体をケアする方法なら、いくらでもあります。マッサージにエステ、お風呂。それに、特別なことをしなくても一晩眠れば身体の疲れはとれるものです。

ところが、**脳をケアする方法はほとんど知られていません**。だから脳はずっと疲れたまま。

「仕事に集中できない、つまらないミスが増えた気がする」

「いつもイライラ、人の悪口ばかり」

「せっかくの週末なのに、ついついゴロゴロしてしまう。全然休んだ気がしない」

思い当たることはありませんか？　どれも、原因は脳の疲れにあります。

そして、身体の疲れと違い、脳の疲れは「一晩眠れば治る」というわけにはいきません。意識してケアしてあげない限りは、どんどんたまっていくばかり。そのうちに仕事でもプライベートでも、パフォーマンス全体が落ちていきます。

「なんだか本調子ではないな」と感じつつ、それでも**放置していると、不眠や自律神経失調症、うつなど、もっと重い症状**となって表に出てきます。

そうなる前に、脳の休息が必要です。

でも、いったいどうやって？

その答えが、瞑想であり、マインドフルネスです。

「さまよう心」にブレーキを

瞑想がなぜ、脳の疲れに効くのでしょう？　それをご理解いただくために、脳の疲れの正体について、お話ししておきたいと思います。

脳科学の研究により、現代人は、**起きている時間の50％近くを、「マインドワンダリング」の状態で過ごしている**ことがわかっています。

マインドワンダリングとはいわゆる「心ここにあらず」のことだと思ってください。

1つのことに意識を集中できず、何かをしながら別のことを考えている状態、「心がさまよっている」状態のことです。

例えば、テレビを見ながら食事をしたり、読書しながら音楽を聴くのも、マインドワンダリングです。歩きスマホなど、もう典型的なマインドワンダリングですね。

実はこのとき、**脳はエネルギーの浪費が激しい状態**にあります。

それは、脳にある神経回路「デフォルト・モード・ネットワーク（DMN）」のせいだと言われています。

デフォルト・モード・ネットワークとは、解決方法が定まっていない問題について考えをめぐらせているときに活性化する神経回路のことです。ちなみに、脳にはあと2つ、注目されている神経回路があります。1つは、目標実現のために計画を立てたり実行したりするときに活性化する「セントラル・エグゼクティブ・ネットワーク（CEN）」。もう1つは、DMNとCENを切り替える働きを持つ「セイリエンス・ネットワーク（SN）」です。

思い切って整理すると、こうなります。

DMN＝「悩んだり迷ったりモード」の神経

CEN＝「目標に向かって集中モード」の神経

SN＝「DMNとCENを切り替える司令官」の神経

このうち、マインドワンダリングのときに活性化しているのがデフォルト・モード・ネットワークです。それも**脳全体の消費エネルギーのなんと6〜8割を消費してしまう**ことがわかっています。

これではまるで車のエンジンをムダにアイドリングさせているようなもの。

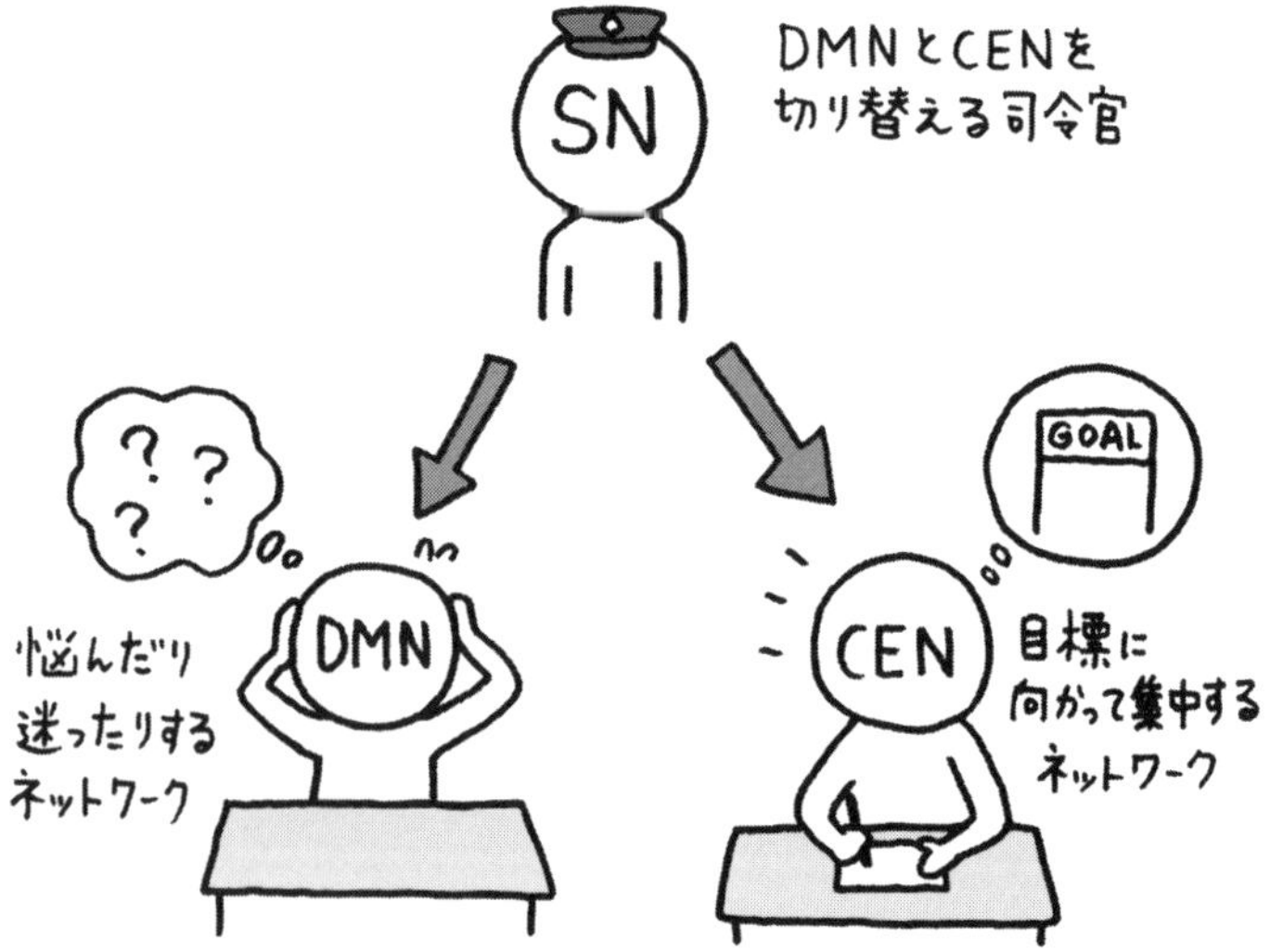

脳がエネルギー切れを起こしたとしても、無理はありません。

これが脳の疲れの正体です。

私たちに必要なのは、「悩んだり迷ったりモード」を抑え、マインドワンダリングを止めることです。

瞑想は、そのための手段です。さまよう心を「今、この瞬間」につなぎとめてくれるからです。脳科学の研究でも、**瞑想が「集中モード」をうながし、「悩みモード」を鎮める**ことがわかってきました。

ほんの1分の瞑想でも、脳のエネルギーを節約する効果があります。睡眠やリラクゼーションによって身体を休めるのと同じように、脳もしっかりといたわり、毎日休ませてあげましょう。

アグレッシブな人は瞑想上手？

瞑想というと、「物静かで、心に余裕がある、のんびりした人がたしなむもの」といったイメージを持っている人が多いのではないでしょうか。

でも本当は、アグレッシブで忙しい人、つまり多くの日本人のように、勤勉で真面目な人ほど、脳を休ませることに意識的であってほしいと、私は願っています。グーグルやマイクロソフトといった、**人一倍忙しいはずのグローバル企業がこぞってマインドフルネスを取り入れている**のも、そこに理由があります。シリコンバレーで火がつき、いまではウォールストリートでも大流行に。男子テニスのトッププレイヤー、ジョコビッチ選手もトレーニングに取り入れていることで知られています。

ただでさえ、現代人のマインドワンダリングは、日に日にひどくなっています。

その原因は、いわゆる「情報過多」です。

インターネット登場以前と以後では、脳が処理しなければならない情報は数十倍以上に増えました。さらにスマホの登場によって、ニュース速報にSNSにと、それこそ四六時中、情報にさらされるようになりました。

おまけに、職場では生産性のアップを要求され、1人あたりの仕事量は増えるばかり。複数のタスクを同時に処理するマルチタスクが当たり前になっています。

私たちは「〇〇しながら〇〇している」状態が慢性化しています。この情報過多社会を生きている以上、マインドワンダリングは誰にとっても切実な問題です。

そして**マルチタスクである限り、1つ1つの作業にかけられる余裕が減っていく**のは避けられないことです。ひどくなると集中力や創造力まで落ちていき、仕事にも悪影響が出てきます。

高いパフォーマンスを維持するためにも、脳に疲れをためないよう、瞑想を習慣にしてしまいましょう。「すごく忙しいはずなのに、心に余裕がある人」があなたの周りにいませんか？　もしかすると彼らは、すでに瞑想を日常に組み込み、上手に脳を休ませているのかもしれません。

脳を休めるたった1つのコツ

瞑想とは、「今、この瞬間」に意識を集中し、脳を休めること。

先ほど、私はそうお話ししました。では、具体的に、どうしたらそんなことができるのでしょう？　その実践方法の一部を、紹介していきます。

あらゆる瞑想のポイントは、

「自分が普段当たり前にやっていることに、あえて意識を向けること」

にあります。これだけ？　と思われるかもしれませんが、本当にこれだけです。このポイントさえ押さえていれば、なんでも瞑想になるんです。

それこそ、息をするだけでも瞑想になります。お腹で呼吸しようとか、長く息を吐こうとか考えず、いつもの通りの呼吸でいいんです。**呼吸をコントロールする必要はありません**。そのかわりに、鼻を出入りする息を感じること。お腹や胸が膨らんだりしぼんだりするのを感じること。ただ、あるがままの呼吸を、観察してください。

同じように、ただ歩くだけ、歯磨きをするだけ、掃除や洗濯をするだけでも、これは瞑想だと思って意識を集中させることができれば、立派な瞑想になります。

そう思って身の回りを眺めてみると、生活のいたるところに瞑想のチャンスを発見できるかもしれません。

なかでも、単純な動作を繰り返すものは、瞑想の効果大です。

1つ、「そんなものまで瞑想になるの？」という例をご紹介しましょう。

私は卵かけご飯が大好きです。単純に卵かけご飯が美味しいからというのはもちろんですが、もう1つの理由は、ご飯にかける卵を溶くあの動作が、実にいい瞑想になるからです。

急がず、またスマホでニュースをチェックしながらでもなく、ただ、卵を溶きます。あまり強くかき混ぜると器から卵がこぼれてしまいますが、力が弱すぎると黄身と白身がきれいに混ざりません。ちょうどいい力で、丁寧に溶く。それ以外のことは何も考えず、ただ卵を溶く手の感覚に注意を向けます。

そこに言葉はいりません。

心理学に、注意資源という考え方があります。人間が何かに向けていられる注意の量には限りがある、というものです。**「今、この瞬間」に起きていることに注意資源を使い切ってしまえば、ほかには何も考えられなくなります。**

すると、あれこれ思い悩む脳の働きにもストップをかけられます。この瞬間は、頭の中から言葉が消えています。起きてもいない未来のことを心配したり、過去を悔やんだりすることもなく、**「今、この瞬間」に没頭し、ストレスからも解放されています**。禅の世界ではこれを「前後際断《ぜんごさいだん》」といって、大切な教えにしています。

これが瞑想なんです。

「ああ、きれいに卵が溶けた」。そう満足してからご飯にかけて食べると、ウソみたいに美味しく感じられます。食べ慣れているはずの卵かけご飯なのに、自分が手をかけた分だけ、慈しみをもって食べられるんです。

同じように、納豆を「かきまぜる」、大根を「すりおろす」、ネギを「刻む」、キャベツを「千切りにする」（P10参照）といった作業も、面倒だと思わず、瞑想のつもりでやってみましょう。

以前テレビで、子どもの頃受けたいじめの後遺症に悩んでいるという主婦の方が「キャベツを切っているときだけ心が救われる」と話しているのを見たことがありますす。瞑想の成り立ちを知っていれば、それも全く不思議なことではありません。

家事はずぼら瞑想の宝庫

面白いのは、先ほど挙げた「普段当たり前にやっていること」の例は、どれも「ムダ」「非生産的」と言われ、忙しい日常生活のなかではまっさきに効率化の対象になるものばかりだということです。

スーパーにいけば千切りにされたキャベツも、出来あいの大根おろしも売っていますから、わざわざ自分の手で調理する必要もないのかもしれません。そうやって非生産的なものをそぎ落としていくのが、現代人のごく普通の生き方です。

しかし、こうして生活を効率化していくなかで、私たちは**非生産的な作業に没頭する時間を失い、生活のなかで瞑想する機会を失ってしまいました。**

そう考えると、なんだか宝ものを捨ててしまったような気がしてきませんか。

もちろん今の世の中、生活の効率化は避けられません。自動食器洗い機、乾燥機付き洗濯機、ロボット掃除機などで家事の効率化を図るのは、それはもうおやりになるのがいいと思います。でも本当は、忙しいときほど非生産的な作業に没頭できたら、一番の贅沢《ぜいたく》なんです。

みなさんの目の前にも、ずぼら瞑想のタネがきっとあります。

思えば、家事はずぼら瞑想の宝庫です。お掃除も、靴磨きも、洗濯も、歯磨きも、ぜんぶ「普段当たり前にやっている」「繰り返しの作業」です。

あいにく、「忙しいのに、なんでこんなことを」などと嫌々やっているうちは、心は整いません。このときばかりは「これは瞑想なんだ」と思って気持ちを入れてください。**手早く済ませようとせず、心を込めて、時間をかけて。**キャベツの千切りなら、それでもたった数分のことです。

よく、夫婦間の家事の分担をめぐって嘆く声が聞かれます。

「仕事で疲れているからといって、夫が手伝ってくれない」

実に、もったいないことです。本当は、疲れている人ほど率先して家事をしていただきたいのです。家事瞑想が、仕事の疲れをどれだけ癒してくれるか、実感できると思います。

2章
まとめ

◎ずぼら瞑想の効果で一番実感しやすいのが「頭がすっきりする」。その他に集中力や判断力、ストレス耐性など、仕事のパフォーマンスの鍵を握る能力が向上し、人間関係の改善が望める。うつなど心の病の改善などが見込める。

◎歩きスマホなどの、現代人の生活は脳のエネルギーの浪費を激しくしている。

◎インターネット登場後、効率が重視されるようになった現代、脳が処理しなければならない情報は数十倍以上に増えた。

◎ずぼら瞑想のポイントは「自分が無意識にやっていることに、あえて意識を向けること」。

◎非生産的な作業に没頭することで、生活のなかで脳を休める機会を作る。

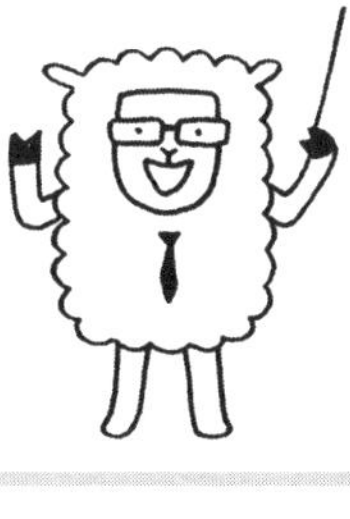

6 満員電車から宇宙へ脱出するつり革瞑想

狭い空間にぎゅうぎゅうに詰め込まれ、心も身体も押しつぶされそうな毎朝の満員電車。会社にたどりつく前に、グッタリと疲れてしまいます。

有名な科学誌「ネイチャー」に掲載された研究によると、**人口密度が高い都市部では精神疾患の発症率が高くなる**そうです。それほどに、狭いところに押し込められるというのは人間にとって強いストレスになる、ということです。

満員電車が何より辛いのは、そのストレス空間から逃げ出すことができないから。しかし心だけはいつでも自由です。イメージの力を借りて自由自在に飛び回り、ストレスから解放されましょう。それが、電車つり革瞑想です。

①　つり革につかまりながら、呼吸瞑想をします。

②　車内に注意を向けます。まわりの乗客、網棚、広告など、目に映るものを30秒間、観察してください。

③　今度は、窓から見える景色に注意を向けます。ここでも30秒間、流れていく建物や道路、空、雲などを観察します。

④　目を閉じて、車内をイメージします。**先ほどまで観察していた風景を、思い浮かべてください。**どんな乗客がいて、どんな広告が目に映っていたでしょうか。

⑤　ここからは、現実の世

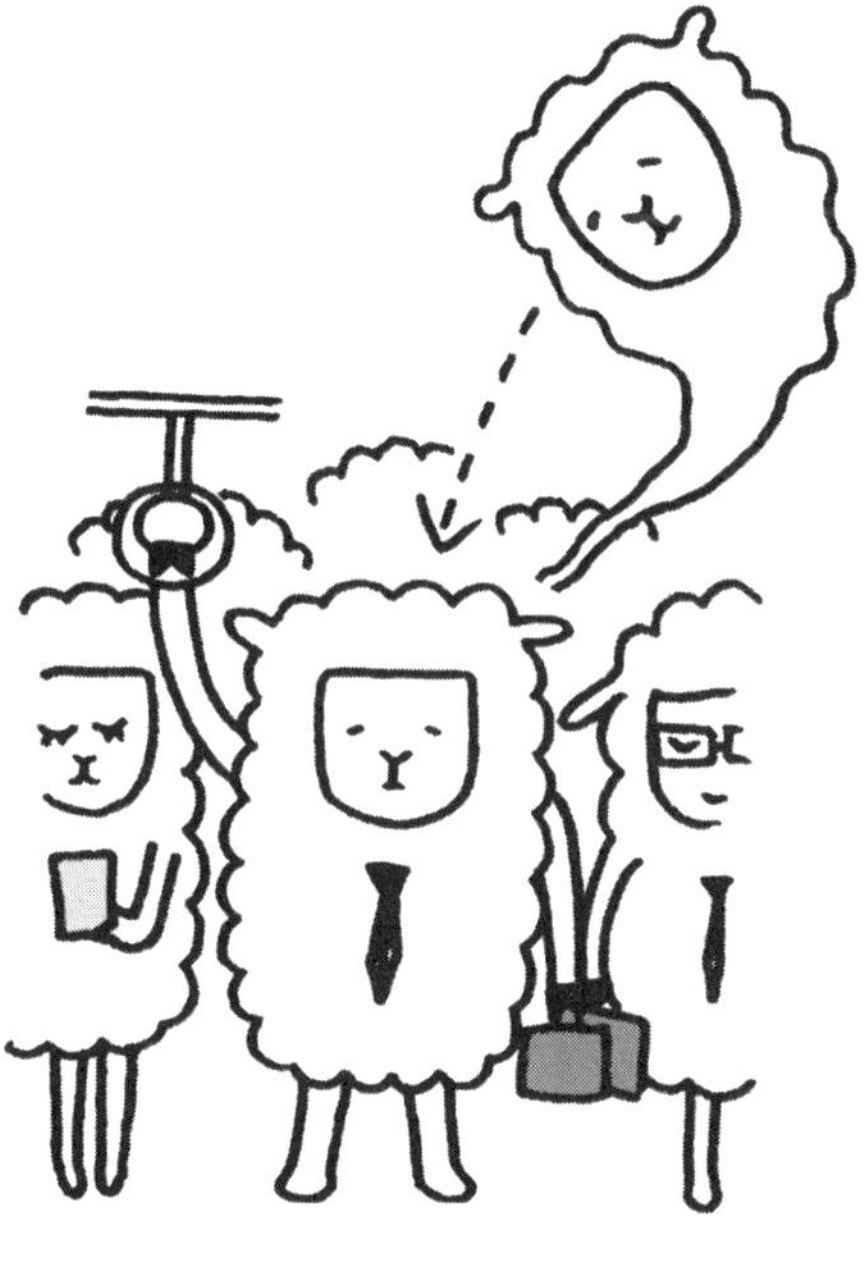

界を離れます。車窓をすり抜けてふわふわと空に浮かび上がり、**電車を見下ろせる高さまで上昇していった自分をイメージ**してください。

⑥ さらに上昇するスピードを増し、日本列島を見下ろせるぐらい、高く上がっていきましょう。

⑦ 上昇をなおも続けて、ついに宇宙空間に到達しました。眼下に、青く美しい地球が浮かんでいます。周りには、無数の星がきらめいています。

⑧ 深呼吸して、現実に戻ります。目を閉じたまま周囲の風景をイメージしてみます。その後ゆっくりと目を開けます。あたりを見渡して、何が見えているか、1つずつ観察します。

7 ベッドを出たらまず朝日を浴びる

私の一日は、瞑想から始まります。

「さあ、これから新しい一日が始まるぞ」という心身の準備を、瞑想によって整えたいからです。

目が覚めたら布団のなかでだらだらとせず、起き出してまずカーテンを開けます。

雨戸があるお宅なら、雨戸も開けて、日差しを浴びましょう。

それまで眠っていた身体には、朝の日差しは強烈です。眩《まぶ》しすぎて、目を開けられないぐらいです。最初は、目を閉じたままで結構です。

そろそろ慣れてきたなと思ったら、ゆっくりと目を開けてください。

陽の光のなかで、**身体がしだいに目覚めていく感覚に、注意を向けてみましょう。**

「これから一日が始まるぞ」という前向きな気持ちが生まれてくるのを感じましょう。

朝の日差しを浴びることは、睡眠医学的にも、非常に大切です。

朝の太陽光は、メラトニンという睡眠ホルモンの分泌を止め、覚醒ホルモンであるオレキシンの分泌をうながします。そして朝の太陽光から14〜16時間後にまたメラトニンの分泌が始まります。これが健康的な睡眠のサイクル。このサイクルを守るためにも、朝日は全身で浴びたいものです。

8 f分の1ゆらぎに身を委ねるジャズ瞑想

あらゆる音楽ジャンルのなかで、人間がリラックスするという「f分の1」のゆらぎにもっとも近いのは、ジャズだと言われています。

ジャズの特徴は、使用される楽器がほぼ決まっていることです。ピアノ、ドラム、サックスまたはトランペット、ウッドベース、ギター、それから時々ボーカルが入るぐらいで、限られたものしか使いません。それでいて演奏の自由度は高く、アドリブが重視されます。

その**「適度な自由さ、適度な決まりごと」のある感じが、f分の1に近いゆらぎをもたらす**ようです。

それは、ジャズを聴いているときの自分の気持ちを観察していてもわかる気がしませんか。歌詞のメッセージ性が強いロックやポップスと違って、楽しい気持ちで聴けば愉快な音楽に聞こえ、悲しい気持ちで聴けば感傷的な音楽に聞こえます。音楽の受け止め方が、聞き手の自由に任されているように思います。

参考までに、ロックはゆらぎが小さく、クラシックはゆらぎが大きいといわれています（クラシックは非常に幅が広く、一概には言えませんが）。ゆらぎが大きすぎても小さすぎても、瞑想には適していません。ジャズのゆらぎは「ちょうどいい」んですね。

そんなわけで、私がマインドフルネスのワークショップをするときも時々、BGMにジャズを使っています。

といっても、**あまり気持ちが興奮するような曲だと、瞑想には向きません。**個人的にはキース・ジャレットというピアニストの「I Loves You, Porgy」という曲がお気に入りです。

ちなみに、自然界には、f分の1のゆらぎが満ちていると言われています。鳥のさえずりや風の音、川のせせらぎ、雨音などが人を癒すのはそのためです。自然音は絶えず変化し、複雑にゆらいでいます。移り変わっていく自然音に身を委ねていると、「迷いモード」になっていた脳のスイッチが切り替わり、深くリラックスできます。

9 靴磨き・トイレ磨き瞑想

革靴は磨けば磨くほど、味が出て、愛着が湧いてきます。私もスニーカーより革靴が好きなのですが、そこに理由があります。

だから靴磨きも大好きです。真新しかった革靴が、磨くほどに美しく変化していくのを見るのは、とても味わい深いものがあります。

深呼吸をして、いつもよりゆっくり、丁寧に磨くように意識してください。

ブラシでホコリを落とし、クリームを塗り、ワックスで磨いてと、いつも苦労をかけている靴を慈しむようにツヤを出していきましょう。

ファッションの世界に「お洒落《しやれ》は足元から」という言葉があるように、禅の世界でも、足元をきれいにするのはとても大事なこと。修行中は履物をそろえるよう厳しく指導されますし、托鉢《たくはつ》から帰ってくると、まずは汚れた足を水できれいに洗います。

それは「足元をちゃんときれいにしている人は、頭からつま先まで全部きれいだ」

という考えからきています。

なぜ、これほどまでに足元が大きな意味を持っているかというと、足元が一番汚れやすいところだからです。ひと雨降れば靴はすぐ泥だらけに。それを**いつもきれいに保っていられるのは、心が整っている証拠**です。

ビジネスの世界でも
「オフィスの清潔さで、社長さんの人柄がわかる」

「トイレがきれいかどうかで、その会社と契約をするか決めている」

といった話があると聞きました。

トイレもまた汚れやすく、一番触れたくない場所ですよね。でも、だからこそトイレをきれいにしている人は、信頼がおける、というわけです。

イエローハットの創業者、鍵山秀三郎さんは、トイレを素手で磨き続けていること

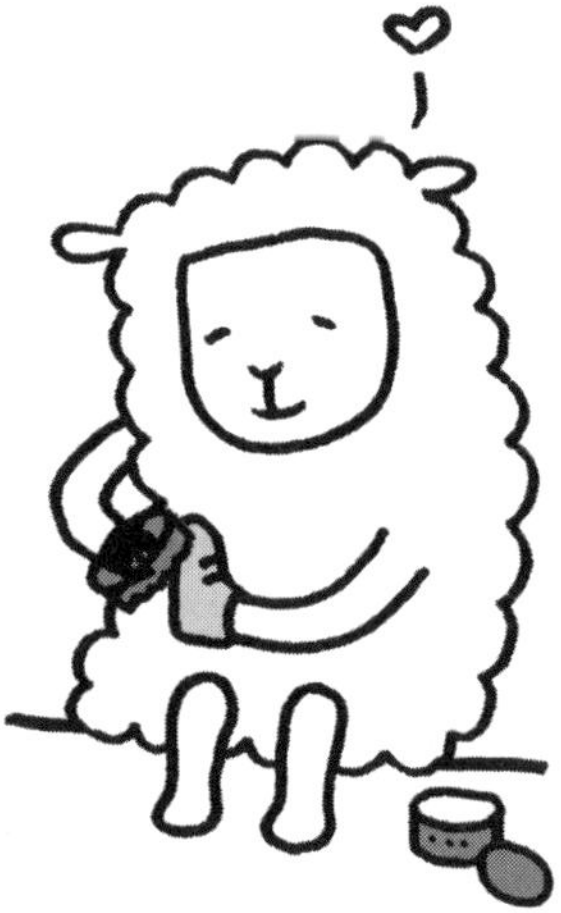

で知られています。創業間もない頃は社員の心が荒んでいたといいますが、鍵山さんが１人トイレ掃除を続けるうちに、社員の方々もトイレ掃除を手伝うように。やがて、社員みなの心が穏やかになり、お客様からの信頼も厚くなったそうです。

3章

ずぼら瞑想で自律神経を整える

自律神経失調症からは誰も逃げられない

脳の疲れをとるほかにも、瞑想にはさまざまな癒しの効用があることがわかってきています。じつは身体の不調に対しても瞑想をおすすめすることがあるんです。

例えば、自律神経失調症です。

自律神経失調症というと、「自分とは無縁」だと思っている方も多いのですが、じつは**軽度なものなら「みんな持っている」といっていいぐらい、現代人にとっては身近な病気**です。肩こり、腰痛、頭痛、目の疲れ、不安や不眠、高血圧、過敏性腸症候群、過活動膀胱《ぼうこう》などなど、驚くほど多くの症状が、自律神経の失調から生じています。

そもそも、自律神経とはなんでしょうか。

簡単にいうと、自分が意図しなくても身体を安定した状態に保ってくれる、人間の機能のことです。

私たちが意図して動かせるのは、手や足、目など身体の外側に限られています。い

自律神経の乱れからくる症状

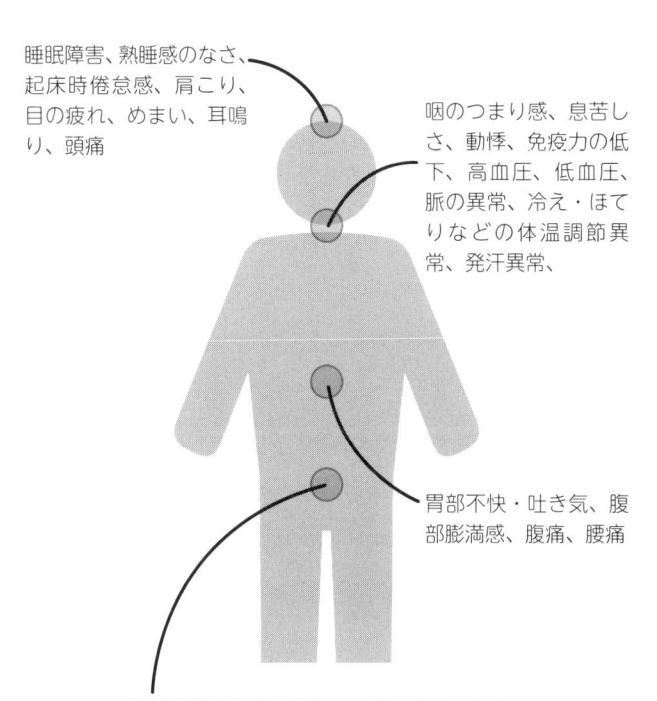

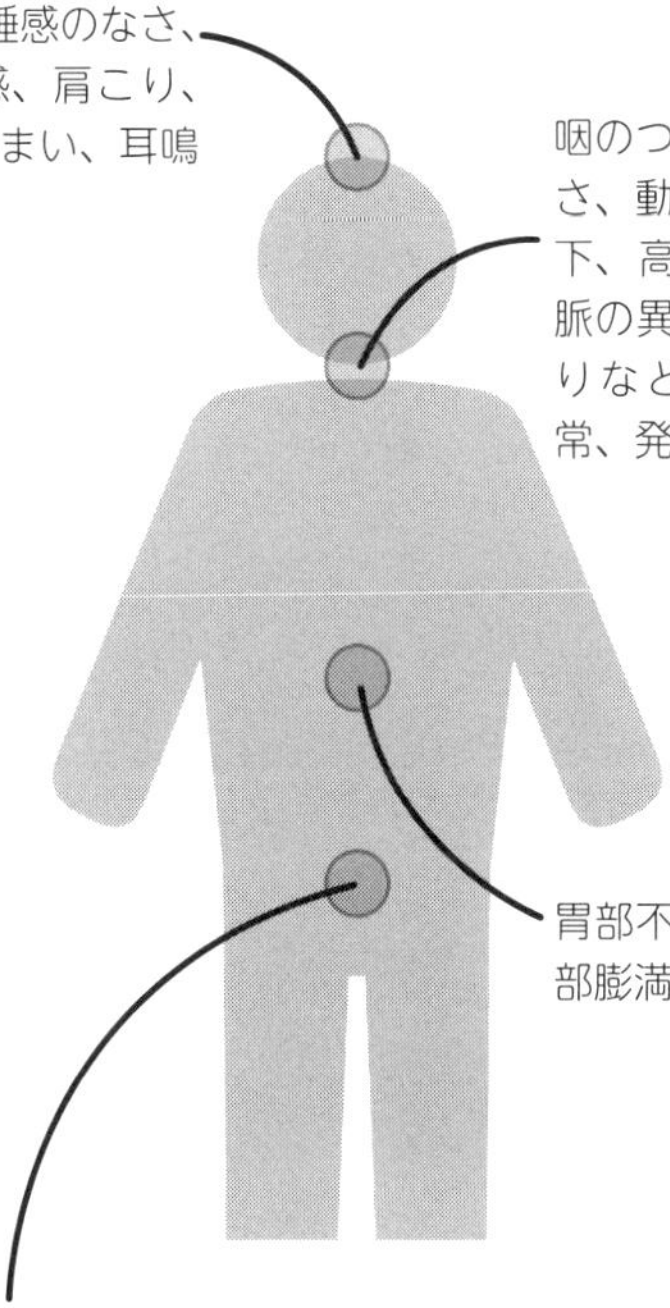

っぽう、身体の内側にあるものは自律神経がぜんぶ調整してくれています。**内臓や血管、汗腺や臓器を動かす筋肉などはすべて、自律神経のコントロール下**にあります。

参考までに説明しておくと、意図して動かせる部分とできない部分の違いは、筋肉にあります。私たちが意図して動かせる筋肉を横紋筋《おうもんきん》といいます。そして内臓など体の内部の器官を動かしている筋肉は平滑筋《へいかつきん》といい、これは意識して動かすことはできません。腸も胃袋も食道も平滑筋でできています。血管が拡張したり収縮したりするのも血管を包んでいる平滑筋のおかげで、ぜんぶ自律神経の働きです。緊張すると勝手に手足が冷えるのはそのためですし、逆にリラックスしてくると、手足はぽかぽかしてきます。

私たちがのんびり寝ている間も心臓が適切なペースで動き続けてくれるのは、自律神経が休まず働いてくれるおかげです。

だからこそ、この自律神経のバランスが崩れてしまったら、身体の一大事です。

「自律神経の嵐」から抜け出すには

自律神経は、交感神経と副交感神経の2つからなっています。交感神経は、身体が活動的になっているときに優位になる神経、副交感神経はリラックスしているときに優位になる神経、と覚えておいてください。普段は、この2つがシーソーのようにうまくバランスをとりながら人間の健康を維持しています。

ところが、**強いストレスにさらされると、交感神経と副交感神経のバランスが崩れます。**

ストレスが引き金となりノルアドレナリン、アドレナリンという2つの興奮物質が脳内で分泌されると、交感神経にバランスが偏ります。運動時のように呼吸が荒くなったり、血圧が高くなったりして、心も体も興奮状態になります。便秘もよく見られる症状です。

それだけでは終わりません。交感神経に偏ったバランスを元に戻そうと、今度は副交感神経のほうにガーンと偏ります。すると内臓が急に動き出して、下痢をしたりします。これがいわゆる「過敏性腸症候群」の発生メカニズムです。

自律神経の乱れは腸以外のところにも現れます。体じゅうの自律神経のシーソーが**交感神経と副交感神経のあいだを激しくいったりきたりすることを「自律神経の嵐」**といいます。それがもたらす身体の不調の総称が、自律神経失調症です。

日常的にストレスにさらされていると、自律神経も乱れっぱなし。病院にかかるほどではないけど「何か調子が悪い」というときは、まっさきに自律神経の乱れ

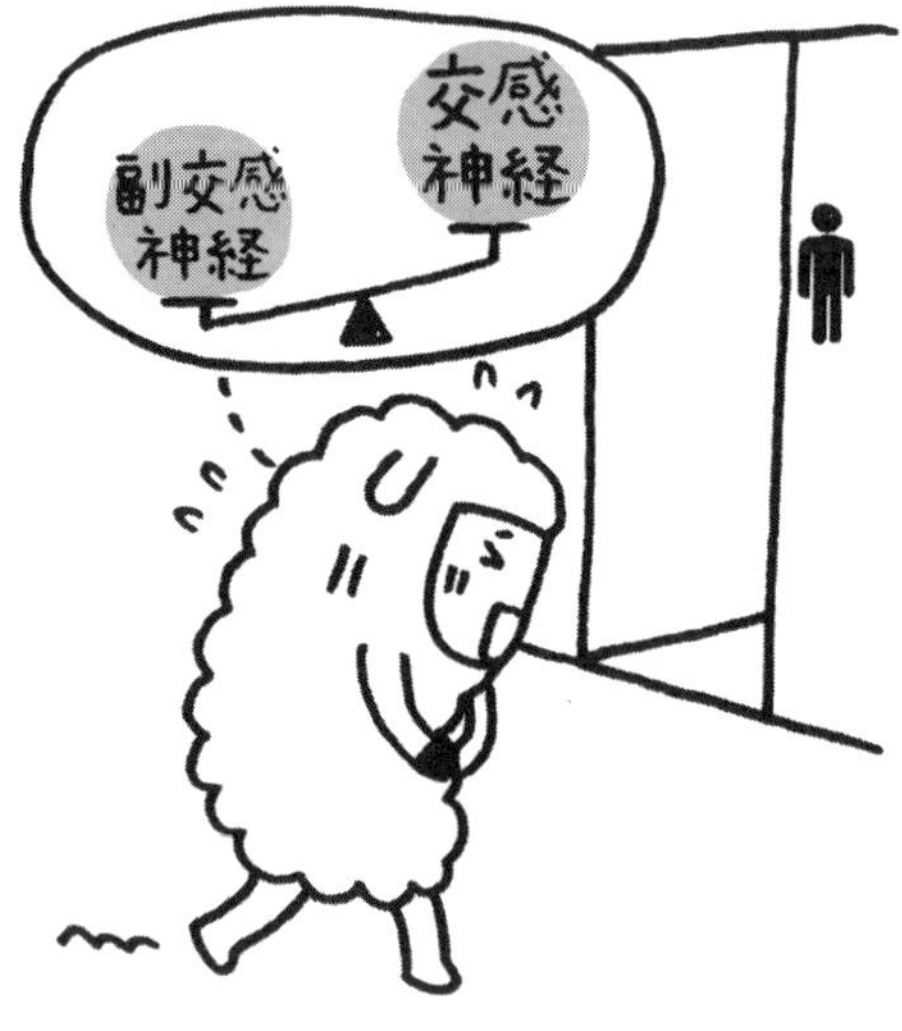

を疑ったほうがいいぐらいです。「ストレスは万病の元」とは、よくいったものです。

最近は、若い男性のあいだでも「過活動膀胱」という、膀胱を収縮させる病気が増えています。本来、膀胱に少なくとも２００mL程度の尿がたまらないと尿意を感じないのですが、50mLか１００mLがたまっただけで、トイレに駆け込むはめになります。

内科で「異常なし」でも危ない

あらためて強調しておきたいのは、自律神経失調症は、ストレスを原因とした心の病気の一種である、ということです。

症状は身体に表れていますが、**内科や外科にかかっても「異常なし」と診断されてしまう**のが、自律神経失調症の特徴です。異常をきたしているのは身体ではなく、心だからです。

私のような心療内科医が自律神経失調症を扱っているのも、そのためです。

一般にはあまり知られていませんが、本来、精神科医は統合失調症や躁《そう》うつ病（正式には双極性障害といいます）といったメンタル自体の病を治すお医者さんで、心療内科医はメンタルが原因で身体に不調をきたした人を治すお医者さんでした。それが近年では、精神科と心療内科のすみ分けはより曖昧《あいまい》になり、「精神科」という言葉からくるイメージをよしとしない人たちのために、実際には精神科がメインの医師であっても心療内科のクリニックを開業するケースが多くなっています。

かく言う私も精神科医としてのトレーニングを大学病院などで受けており本来は精神科医なのですが、都会のクリニックで診療をするようになって、身体の症状が主の患者さんもたくさん診ることになり、結果として心療内科医でもあることを意識するようになりました。時には身体症状に対応するため、頭痛薬や胃薬なども処方します。

患者さんは「まさか自分が心療内科にかかることになるとは思っていなかった」という人ばかりです。症状が出るとみなさんまずは内科を訪ねるのですが、そこで**「身体に異常なし」と診断されてしまうのが自律神経失調症**。

なかには「原因不明だから対症療法しかできません」と言われ、医者に突き放されたように感じてしまう人もいます。そこまできて、ようやく心療内科にやってくるというパターンが大半です。

ですから自律神経失調症の治療の本当の柱となるのは、心の治療です。薬も処方しますが、それは対症療法としての効果があるだけで、根治には至りません。

自律神経失調症の原因は強いストレスです。それなら、**必要なのは心の休息であり、ストレスをためないで済む生き方**です。患者さんにもそう理解していただいた上で、瞑想をはじめとする、さまざまな精神療法を指導しています。

ときおり、自律神経失調症を「気のせい」で片付けてしまう内科や外科の先生もいらっしゃいます。ストレスからくる心と身体の病気であるという意味では、その言葉も間違いではありません。

でも、気のせいだからケアしなくていい、というのは誤解です。心を対象に、適切なケアをしなければなりません。

心の悲鳴が身体に表れる

自律神経の乱れは、ストレスに対する自然な身体の反応です。一定以上のストレスを受ければ、どんな人も症状を抱えます。

仕事に苦しむ大人のストレスばかりがクローズアップされがちですが、子どもにだってストレスはあります。

私自身、幼い頃に経験しましたが、「学校に行きたくない」と思うと、キューッと胃のあたりが痛くなったものです。あれは立派な、自律神経の乱れです。そのとき保健室の先生が、私のお腹に優しく手をあてて教えてくれたことを覚えています。「ゆっくり息を吸って、吐いて。お腹がへこんだり膨らんだりするのを、感じてみようね」。あれはまさに呼吸瞑想を教えてもらっていたのだと、大人になってから気がつきました。

どなたにとっても大切なのは、**症状が軽い段階で心のケアをすること**です。「こんな症状にはこんな瞑想を」という決まりはありませんが、なかでも**「ボディスキャン瞑想」（P55参照）は自律神経の乱れを整える効果が大きい**ことがわかっています。

自律神経失調症は心の疾患ですが、症状は身体に表れます。そのサインを見落とさないでください。自律神経失調症を招いたストレスが限界を迎えて大きくなると、さらに怖い病気を発症します。早期発見、早期治療を目指しましょう。

頭では「自分は大丈夫だ」と思っていても、身体は正直に、「もう限界だ」というメッセージを発しています。こうした身体の声が聞こえる人は、心の病を発症する前に「このままでは危ないぞ」とわかり、早め早めに休みをとることができます。

例えば、**「あまりお腹が空いてこない」のは初期のサイン**です。

心身が健康なら、どんなに忙しくてもお昼になると自然にお腹が空いてくるものです。お腹が空かないのは胃腸の働きが止まっている証拠。無理に食べても消化不良を起こしてしまいます。そのまま放置すれば何を食べても美味しいと思えなくなってきます。自律神経の影響をとくに受けやすいのが胃腸の働きです。胃の痛みも、自律神経の興奮によって胃酸が出すぎているためかもしれません。

それから、頭痛です。脳血管の拡張と収縮は、自律神経がつかさどっています。ストレスがたまってくると脳血管が広がり、頭にするどい痛みが生じます。

こうして自律神経の乱れに振り回されていると、ますますストレスが大きくなり、うつなど心の病まで発症する恐れがあります。「病院にかかるほどではないけど」と思いつつ、いつまでも治らない身体の不調はありませんか。そういった症状のほとんどは自律神経の乱れによるものであり、心の問題。身体のリフレッシュだけでなく、心のリフレッシュを意識して、回復に努めてください。もちろん、持続する不調に対しては、一度は身体面をチェックできる科も受診されることを忘れずに。

3章
まとめ

◎自律神経とは、自分が意図しなくても身体を安定した状態に保ってくれる、人間の機能のこと。

◎自律神経はストレスに弱い。そして現代人は大きいにしろ小さいにしろ、自律神経失調症を患っている。

◎症状は身体に表れているのに内科や外科にかかっても「異常なし」と診断されてしまうのが、自律神経失調症の特徴。

◎ずぼら瞑想で自律神経を整えることができる。

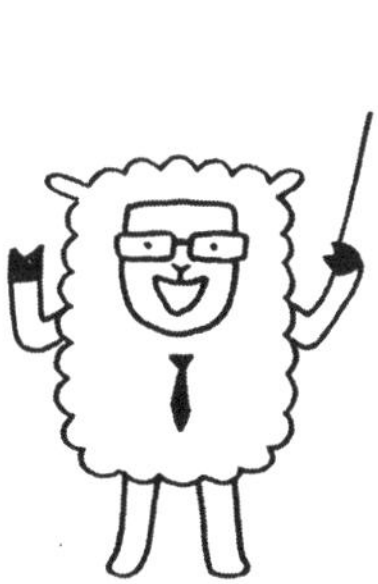

10 駅で1人になるホーム瞑想

毎日乗り降りする見慣れた駅も、視点を変えるとまるで別世界に。私が最寄り駅でひそかに楽しんでいる瞑想を紹介しましょう。

例えば、静かな雨の日。電車が駅に止まり、乗客が降りる。次の電車が来るまでのしんとした時間が狙いめです。ほかの乗客はみな改札に向かっているのに、私だけはベンチに座って呼吸瞑想をし、雨の音を聞きます。そろそろ次の電車が来るかなと思う頃、ゆっくり改札に向かいます。

非日常の空間に身をおくと、それだけで日常の悩みを忘れられ、頭の中がリフレッシュできるもの。マインドフルネスの世界ではこれを「リトリート」といいます。

山や高原、海辺など遠出をするのもいいですが、街なかにも、リトリートできるスキマのような場所がいたるところに隠れています。駅はその1つです。

みんながいそいそ歩いているなかで、自分だけ、あえて足を止めます。はじめは、まるで群衆から置いていかれたような気持ちがするでしょう。その感覚に気づくこともまた大切です。それでも何日か続けていると、**自分だけが悠々と時間を楽しんでいると感じられるようになる**かもしれません。そうした心境の変化を感じるのもまた、瞑想を楽しむためのコツです。自分しかいない駅のホームの数分間は、日常の空間に突然現れる非日常。瞑想にはうってつけの場所です。

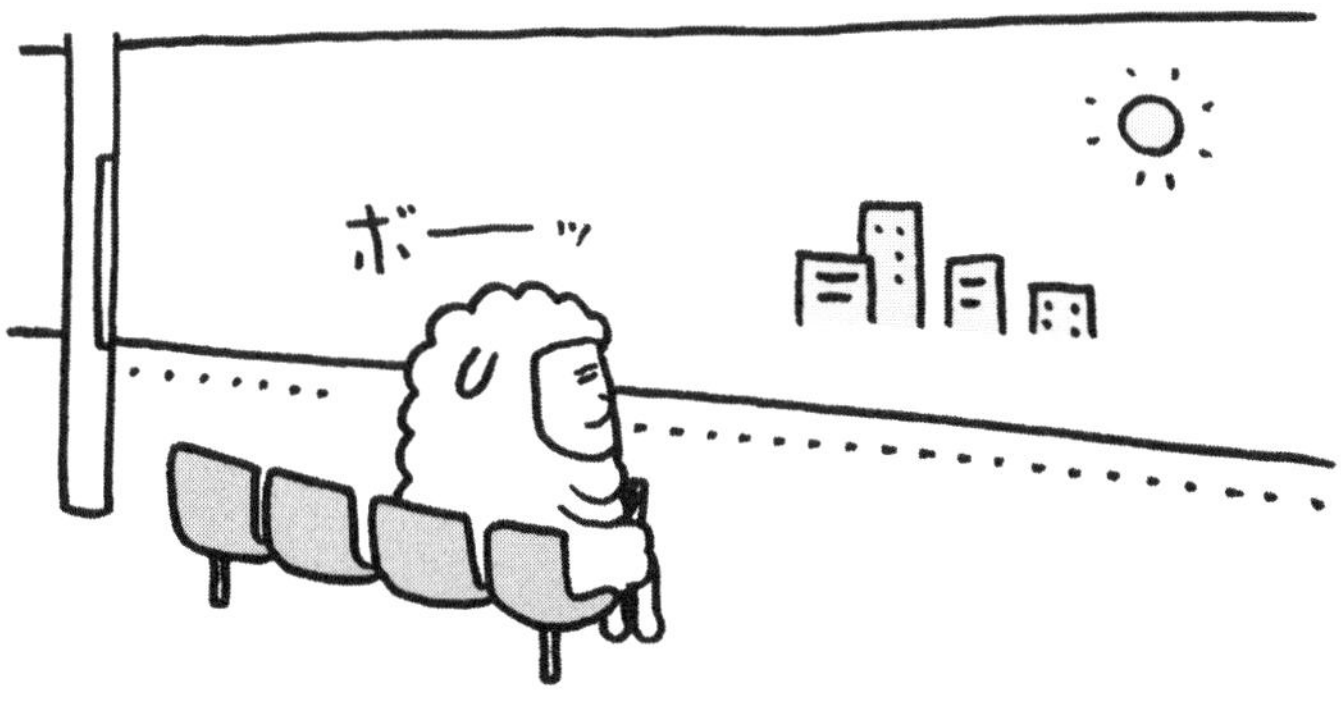

⑪ 駅の黄色いブロックの上を歩く

駅ではもう1つ、とっておきの瞑想ができます。目が不自由な方が利用する黄色いブロックの上を歩く、というものです。足の裏にゴツゴツとした突起が当たります。その刺激を感じてください。くれぐれも電車や、ほかの乗客の方の迷惑にならないように。

これは歩く瞑想の応用です。歩く瞑想は、足の裏の感覚に重きを置くものですが、毎日歩いていれば慣れきってしまい、鈍感になるのも避けられません。

ゴツゴツとした黄色いブロックの上を歩くと、足裏の鋭敏な感覚が戻ってきます。

そして「目が不自由な方は、いつもこの感覚を頼りに歩いているんだ」と気がつきます。これも1つのリトリートです。

⑫ 歯磨き瞑想

毎朝必ず行う習慣といったら、歯磨きです。歯磨きと瞑想を組み合わせてしまえば、無理なく続けられそうです。

どれだけ丁寧に磨いても、たった数分のことです。一日の始まりに、**隅から隅までゆっくり磨いてください。**シャカシャカしたブラシの音やリズム、ブラシの先がチクチクと刺す感触、口をゆすぐときの水の冷たさ、洗面台に香るせっけん、1本1本違う歯のかたち。すべて感じてください。

朝の身支度や、迫っている仕事の締め切りのことも忘れて、無心に歯を磨いていると、気持ちまですっきりときれいになった気がしてくるから不思議です。

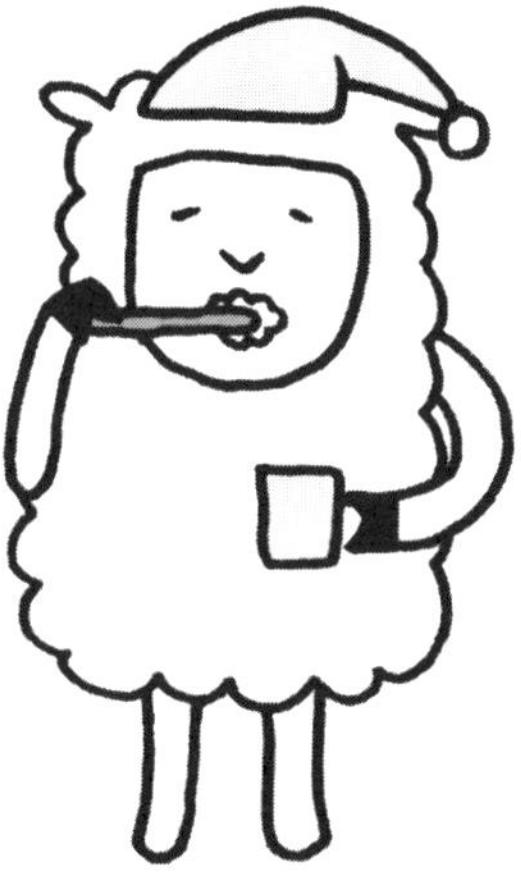

13 きょうの空は何色？

1日たりとも、同じ空はありません。きょうの青はいつもより深い気がするな。雲が多くなってきたな。そのわずかな変化を毎日、観察してみましょう。

ただ空を見上げるというだけのことですが、これも「今、この瞬間」を味わう瞑想の1つ。朝の習慣にすると、すごくリラックスした状態で仕事を始められます。

これは私自身の習慣でもあります。横浜のクリニックに出勤する途中で、かならず空を見上げます。職場はビル群にあるので、どうしても空が狭くなるのですが、どんな空にも味わいがあります。

夜になったら、今度は月を見上げましょう。月も毎日変わります。満ちたり、かけたり、青白かったり、赤や黄、オレンジに見えたり。きょうはどんな月でしょうか。

14 ストレッチしながら「伸びる、伸びる、伸びる」

「伸びる、伸びる、伸びる」と口に出しながら、ストレッチしてください。

同じストレッチでも、漫然と筋肉を伸ばすのと、「今、大胸筋が伸びている」などと**筋肉に意識を向けながら伸ばすのとでは、筋肉が柔らかくなる効果がまるで違います。**

スポーツ理論でもこれは常識のようで、私も高校の陸上部時代、顧問の先生に口すっぱく指導されました。

ここでは、デスクワーク続きでこわばった肩まわりに効くストレッチを紹介しましょう。

イスに座ったままで構いません。腰の後ろで手を組み、胸を思いきって開きます。このとき、「伸びる、伸びる、伸びる」を忘れずに。次に反対方向に伸ばすため、両手を胸の前で組み、肩の高さで前方にぐーっと押し出します。両方の肩甲骨《けんこうこつ》の間が開

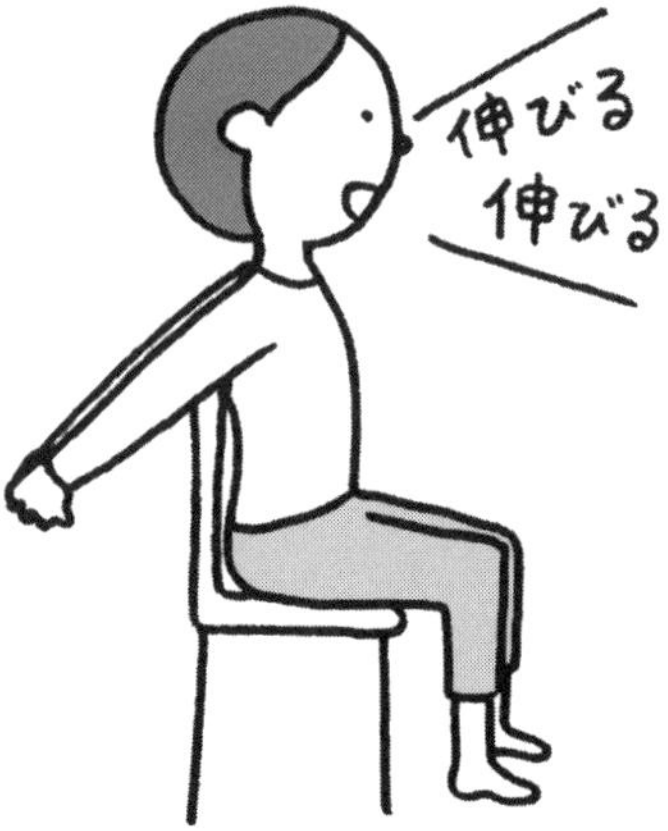

イスに座り、腰の後ろで
手を組み、胸を開く。
胸が伸びるのを感じなが
ら、「伸びる、伸びる、伸
びる」と声に出す。

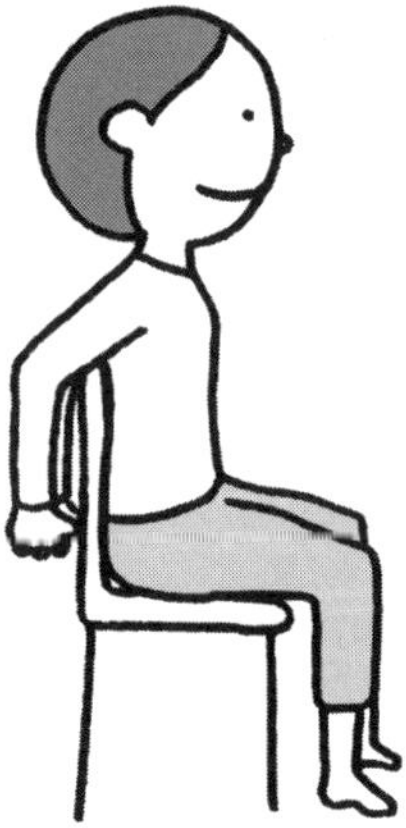

10秒ほど伸ばしたら、また
もとの状態に手を戻す。

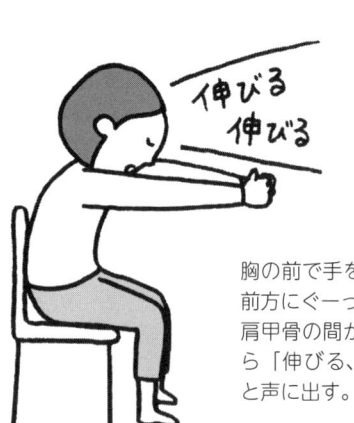

胸の前で手を組み、肩の高さで
前方にぐーっと押し出す。
肩甲骨の間が開くのを感じなが
ら「伸びる、伸びる、伸びる」
と声に出す。

くのを意識してください。この2つのストレッチは「肩甲骨はがし」ともいいます。
肩甲骨の間を寄せる、離す、を意識してください。

肩まわりの筋肉が硬くなると**呼吸が浅くなり、脳の酸素欠乏から頭がボーッとしてきます**。仕事の合間に、こまめに筋肉をほぐし、集中力低下を予防しましょう。
また肩甲骨には複数の筋肉が張り付いているため、ここをほぐすと顔から首にかけての筋肉全体がゆるみ、肩こりだけでなく目の疲れや頭痛に効果があります。

4章

ずぼら瞑想でメンタルを強くする

「～しなければいけない」の壁

マインドワンダリングが、生き方にも関わる悪影響を及ぼすことがあります。「今、この瞬間」に集中できない時間を長く過ごし、心身が消耗すると、物事をありのままに眺める余裕すらなくなります。これでは**自分が置かれている状況も冷静に把握できず、不用意な言葉で人を傷つける**ことも出てくるでしょう。

体験したことのある人も多いかと思うのですが、これがいわゆる「視野が狭くなっている」「考えが偏っている」状態です。

自分が何に苦しんでいるのかも気がつかないまま、「～でなければいけない」「～するべきだ」といったメンタルブロック（決めつけ、思い込み）に振り回され、人生を左右されてしまっています。

本来、人間には、自分が置かれている状況を客観視する力が備わっています。これを心理学では、「メタ認知」といいます。メンタルブロックは、この客観視する力が損なわれた状態でもあると言えるでしょう。**メンタルブロックは、人間を自分だけの小さな世界に囲い込んでしまうんです。**

しかし、瞑想が習慣になり、「今、この瞬間」に心を向けられるようになると、メンタルブロックからも抜け出すことができます。瞑想で脳を休ませることで、それまで自分を苦しめていた思い込みや執着を脱し、より自由に生きられるようになります。

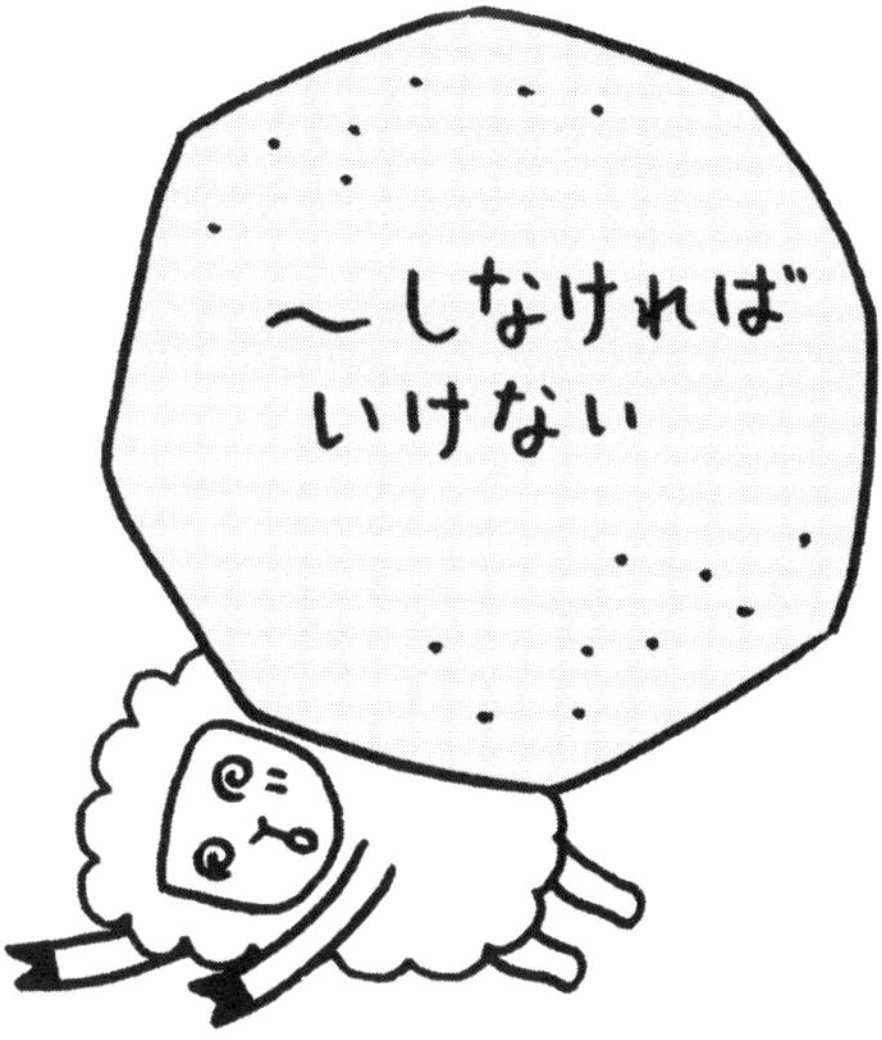

「白か黒か」に囚われない心

メンタルブロックについて、もう少し見ていきましょう。

メンタルブロックとは、定式化された物の見方のこと。それも、**ほとんどが「ネガティブな決めつけ」です**。精神医学では「認知の歪《ゆが》み」といったりします。

例えば、仕事で小さなミスをしたのをきっかけに「自分は価値のない人間である」「人より劣っている」と思い込んでしまう。

冷静に考えてみれば、仕事でミスをしたからといって「価値のない人間である」と判断するのはあまりに飛躍しています。でも本人はいたって真剣に悩んでいるんです。

メンタルブロックが根底にあると、何を見ても誰と触れあっても、ありのままに物事を体験できず、ネガティブな考えや感情がパッと浮かんでしまいます。

これを自動思考といいます。ネガティブな自動思考がもたらす結論は、現実とはか

認知の歪み	内容
両極端な思考	白か黒かしかない、言い換えれば「完全でなければ意味がない」という思考で、完ぺき主義の悪い点が誇張される考え方
過度の一般化	一度の失敗体験をもとに「次も絶対失敗する」と悪い結果を予測する思考パターン
破局形成	些細なミスでも「もうこれで私の評価はどん底だ」と大問題であるかのようにとらえること
マイナス思考	成功体験であるはずのことを「次は悪いことが起こる予兆だ」とネガティブにとらえること
否定的予測	根拠なく「私の人生は報われない」などと、誰にもわからない未来を暗いものと予測すること
自己関連づけ	「この企画が失敗したのは、すべて私のせい」などと考える、いわば責任転嫁と真逆の思考
すべき思考	「長男だから何でも一番であるべきだ」といった決めつけ。達成できていないことに気づくと恥や罪の意識を強く感じてしまう
選択的抽出	自分に関する悪いことばかりに目が向く動向
低い自己評価	「私はどうせ能力のない人間だ」などと自分に否定的な評価を持っている
拡大視・縮小視	自分のミスは大ごとと感じ、他人のミスは軽微なものに感じる

け離れたものばかり。健康的な思考とは、とてもいえません。

うつに悩む人も、強烈なメンタルブロックを抱え、自動思考に苦しんでいる人が多いんです。

例えば、こんな患者さんがいました。「自分は小さい頃からバカにされて育ってきた、いじめを受けてきた」と訴える、Aさんです。

会社の同僚からボウリングに誘われたとき、Aさんはこう感じたそうです。

「ボウリングが下手なのを知っているのに誘ってきた。自分をバカにするための口実作りなんだ」

それはおかしい、考えすぎだと私が指摘するのは簡単です。

でも本人はやっぱり真剣です。理にかなっていない考え方だとは**気がついていながらそういう想念が浮かんできたら最後、囚われてしまう**んです。

「いや、そんなはずはない」という葛藤も、本人のなかにはあります。でも、実際にボウリングで悪いスコアをとると、「やっぱり自分はバカにされるために呼ばれたんだ」と思い込み、自動思考がさらに強化されていきます。

Aさんほど極端でないにしろ、私たちは多かれ少なかれ、メンタルブロックを抱えながら生きています。

とりわけ、今の日本人は、**「善か悪か」「敵か味方か」といった、白黒はっきりさせる思想が強くなっている**と、私は感じます。

私のところにも、よく「それって要するに、いいんですか、悪いんですか」と質問をしにくる人がいらっしゃいます。わかりやすい落としどころのない、「ほどほど」の考えかたを、受け入れられないのだと思います。

それがいけない、というわけではありません。私たちは確かに、「善か悪か」「敵か味方か」といった分別《ふんべつ》をつけるのがよいとされる社会で暮らしています。

しかし、分別も度がすぎると「～でなければならない」「～であるべきだ」といったメンタルブロックが強化され、生き方が窮屈になるばかりです。

そんなわけで、仏教では分別をやめ、物事をありのままに見るよう説いています。

なぜなら、そのほうが楽に生きられるからです。

みなさん本当はご存知のはずです。現実は、白か黒かで簡単に割り切れるものではありません。人間関係1つとっても、「あの人のここは好きだけどあそこは嫌い。でも仲良くしていこう」と、態度を曖昧にして付き合うほうが自然ですし、お互いに気持ちよくいられるのではないでしょうか。

こうした考え方を、仏教では「無分別智」といいます。いい、悪いといった価値判断をせず、物事を眺めること。「まるで悟りの境地じゃないか」と思われるかもしれませんが、メンタルブロックを外せば、誰でも可能になります。そして**瞑想は、メンタルブロックを外し、無分別にたどりつく近道**なんです。

メンタルブロックを外せば幸せになれる

メンタルブロックはその人の人生を大きく左右するもの。これは同時に、「メンタルブロックを外せば、考え方や価値観、性格もポジティブに変わる」という可能性を示しています。

実際、心理療法の世界でも、認知行動療法によって「決めつける姿勢」を和らげる治療が行われてきました。これは時として**薬物療法に匹敵する効果を発揮する心理療法の代表格**で、2010年にはうつ病にたいして保険適用が認可されています。

そこでは、コラム法という技法を使います。これは「書く」治療法。紙とペンを用意し、患者さんがストレスを感じたときの気持ちについて、「怒り50%、情けなさ80%、悲しみ40%」といったように、種類と強さを書いてもらいます。そして、自動思考の内容と、その根拠を書きます。例えば「ボウリングで失敗したら、みなにバカにされると思った」「ボウリングが下手なのに誘われたから」等々。

次に、そこで挙げた根拠に対して、1つ1つ反証を立てる練習をします。

「もし、自分がポジティブな人間だったらこんなときどう考えるだろう?」

「仲間と思って、好意で誘ってくれたのかもしれない」

「もしかしたら人が足りなかったのかもしれない」

「自分だけじゃなく、全員誘われたのかもしれない」

この作業を繰り返していくと、自分のなかの決めつけとはまるで違う見方があるということに気がついていきます。そのうちに自動思考が和らぎ、自然とポジティブな気持ちが湧いて出てくるようになります。

もっとも、口でいうほど簡単な話ではありません。

自動思考にたいして反証をと言われて、すぐに出てくるようなら苦労はありません。「こんな自動思考に囚われている」というところまではなんとか書き出せても、メンタルブロックが強いと、その先の反証まで進めないのです。

そのため認知行動療法は、私たち専門医と患者さんがマンツーマンで進めていくのが前提になっています。しかし、たくさんの患者さんを相手にするには、どうしても人手が足りません。認知行動治療を**きちんと続ければ抗うつ薬に匹敵する効果がある**ことがわかっているのですが、現実にはなかなか治療を受けられる機会が充足していません。

では手っ取り早く抗うつ薬を飲めばいいのかというと、これも対症療法としての効果にとどまることが少なくありません。一度はよくなっても、同じストレス環境に戻れば、また同じメンタルブロック、同じ自動思考に囚われてしまい、再発は避けられないということもしばしばです。

そこで期待されるようになったのが、瞑想でありマインドフルネスです。

医療における瞑想のマインドフルネスの効能は、マサチューセッツ大学医学大学院の名誉教授ジョン・カバットジン博士が瞑想を用いた心理療法を確立し、さまざまな臨床研究に用いたことで、世界的に知られるようになりました。近年では、再発を繰り返すうつ病の患者さんを対象に、マインドフルネスによる治療を受けた人と、抗うつ剤の治療を受けた人とを数年間追跡したところ、**マインドフルネスのほうが再発防止効果が高かった**、という報告もあります。

認知療法にマインドフルネスを組み込んだマインドフルネス認知療法（ＭＢＣＴ）では、無理に反証を立てさせることをしません。

自動思考が生じていることに気づきながら、瞑想し、そのような考え方をする自分がいるのだということすらも優しく受け入れてゆく、そんな治療です。

「瞑想して待つだけなんて、ずいぶんのんびりした治療だ」という印象を持たれるかもしれません。でも、マインドフルネスに親しんでいると、「なるほど」と納得できるようになります。物事のありのままを見つめるのがマインドフルネスです。それは**メンタルブロックを外す行為そのもの**なんですね。

メンタルブロックが外れると、前述のAさんも「ボウリングをしよう」という誘いの言葉を文字通りに受け止めることができ、事実だけが見えるようになります。そこには自分をバカにするようなメッセージは含まれていません。何も悲しむ必要はないとわかり、ストレスは消えていきます。

こんなに怖い「思い込み」

どうかメンタルブロックを、「単なる思い込み」と甘くみないようにしてください。というのも、歪んだ認知を持っている人がストレスを受けると、どうしてもうつになりやすいんです。また、うつによって認知の歪みがさらに悪化し、人が変わってしまったようになるケースもあります。

うつの症状によって意欲や注意力が低下すると、自責の念が湧いてきます。これは**「私は何をやってもダメなんだ」「価値のない人間だ」**などといった感情的な決めつけであり、認知の歪みの典型的なパターンです。

この段階であれば症状は軽く、短期の治療で治ります。心当たりがある人は「まさか自分がうつなんて」と思わず、早めの診察をおすすめします。

では、これが長期化すると、どうなるでしょう。

多くの人は、周りの人の目にはとても健康のように見えるけど、本人は「なんだか本調子ではないな」と感じている。そんな微妙な段階にあるように私は思います。

それでも、まさか自分がうつとは夢にも思っていないことでしょう。自律神経失調症の患者さんと同じで、クリニックにやってきても「自分は心療内科の患者じゃない。ほかの病院からすすめられて、仕方なく来ただけだ」といって不服そうにしている人がたくさんいます。そういう人が、かえって危ないのです。

やがて、うつ症状は見過ごせないほど悪くなっていきます。「最近、どうも頭の回転が遅いな」と思ったら、もう危険信号です。簡単な書類の処理ができない、他人に指摘されて自分のミスに気がつく。それまで難なくできていたことができなくなっていくストレスは、とても苦しいものです。

うつの症状だけでも苦しいのに、失敗体験が積み重なっていくほど「自分はダメな人間なんだ」という認知の歪みも強くなっていきます。

ここまで来たら、簡単に治るものではありません。いっとき治ったと思っても、深く傷つけられた自己肯定感はなかなか元に戻らず、またうつを再発させてしまいます。

心の疲れに「気がつかない」世代

怖いのは、普通に生活していながら「私はうつかもしれない」と気がつく人はとても少ない、ということです。クリニックにやってくるのも、「人に言われて」ようやく、というパターンが大半。身体に症状が出る**自律神経失調に比べると、うつはどうしても発見が遅れます。**

おまけに近年、「アレキシサイミア（失感情症）」といって、自分の内側の変化に鈍感な人たちが増えています。

人間には本来、自分の内側の変化をモニターする「セルフ・アウェアネス（自覚）」の能力が備わっているのですが、その力が弱くなっているんです。仮面うつになる率が高いのも、アレキシサイミア傾向のある若い世代です。従来のうつ病は、誰からみても「元気がない」とわかるのですが、最近増えている「新型うつ」とか「非定型うつ」というタイプの場合、気持ちがカッカして不機嫌になったり、声を荒らげたり、過食傾向になったりと、一見うつとは関係のない症状で、うつが表れます。

アレキシサイミアの原因は、やはり現代の「情報過多」だと考えられます。

街なかにあふれている音や文字の情報、チェックしないではいられないＳＮＳ。自分の外側がこれほどうるさいと、**苦しい、悲しい、辛いといった、自分の内なる声を聞き取ることができません**。

前述の通り、人間の注意資源の量には限りがあります。外からの情報に気を取られていたら、自分の内面を構っていられる余裕がなくなります。

その結果、自分のことが、自分でわからなくなってしまうというわけです。

以前、こんな人がいました。「なぜか最近よく怒られる」というBさんです。

「最近上司がちっぽけなことですごく怒る。悪意があるに違いない」

休職しながら治療を進めていたところ、ある日、復職の相談をするために、その上司本人がクリニックにやってきました。私は、休職直前のBさんの様子を尋ねました。

「人が変わったように作業効率が落ちて、それまでのBさんとは思えないぐらい、ミスばっかりしていました」

Bさんの話とは、まるで正反対なので、びっくりしてしまいました。

でも、よくよく話を聞いてみると、どうやら正しいのは上司のほう。Bさんは、**自分の注意力が低下して、作業効率が落ちていることにすら気がついていませんでした。**

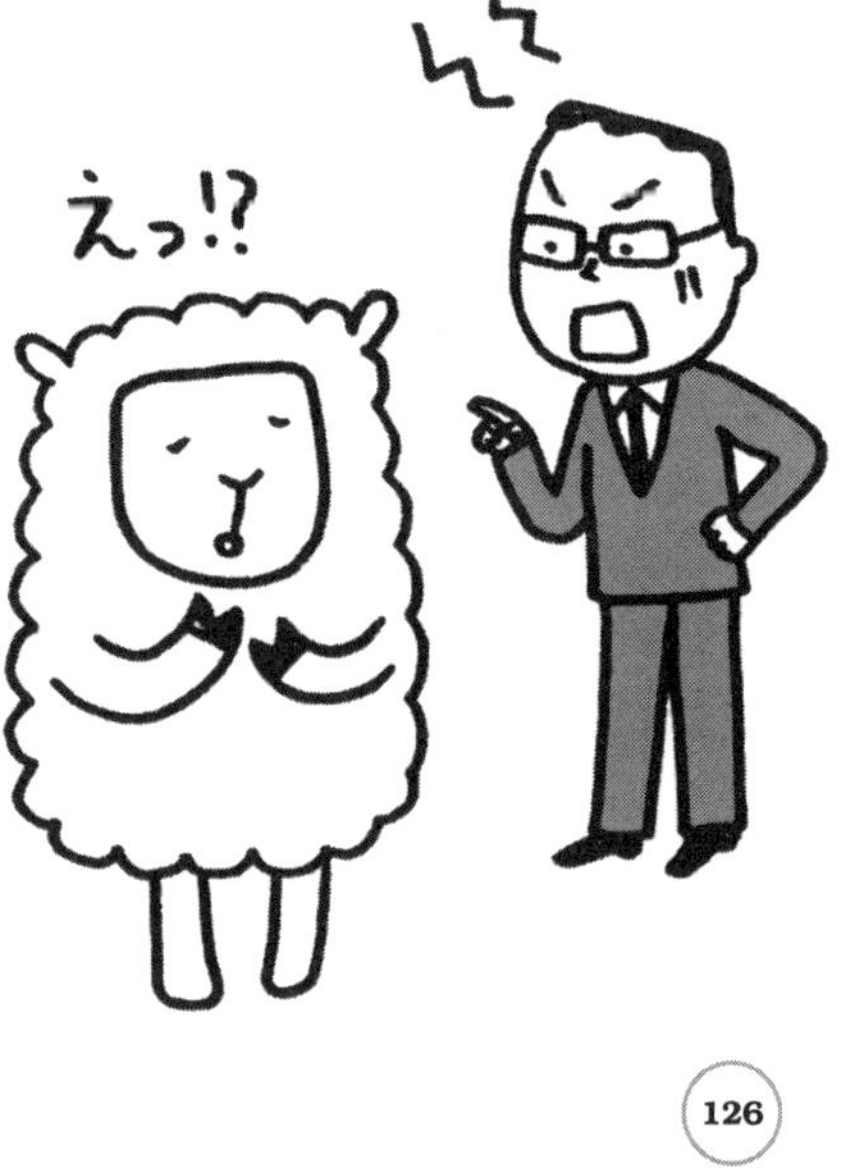

上司が心配して「疲れているみたいだから残業しないで早めに帰ったほうがいいよ」と声をかけたことさえ、「自分が責められている」と感じてしまっていたんです。

人間というのはもともと、自分が思っている以上に、**主観でものを見ている生き物**です。自分が他人からどう見られているかも気がついていない人が多い。そこにアレキシサイミアが加わると、こんなにも、自分の状態がわからなくなるんです。

気づくだけで楽になる

瞑想は、こうしたメンタルブロックを外して、メタ認知の能力を回復させ、**客観的に自分を見つめられる**ようにしてくれます。

もう少し詳しく説明してみましょう。

自分の内側の変化をモニターする「セルフ・アウェアネス」の能力は、そもそもメタ認知のはたらきによるものです。それがうまく働いていない状態を、ベトナムのマインドフルネス指導者ティク・ナット・ハン師は「感情の虜《とりこ》」と表現しています。

もっと強い言葉を使うなら、**「感情の奴隷」**と言っても構いません。悲しければ悲しみのなかに囚われ、悲しみという感情に支配された状態ですべての物事を眺めてしまう。これでは何を見てもネガティブな気持ちになるのも、当然です。

そういうときに必要なのは、瞑想によって**「自分の心から一歩離れてみる」**ことです。そうすると、自分が置かれた状況が見えてきて、自分は悲しんでいるという事実に「気づく」ことができます。

これが、囚われから抜け出すための第一歩なんです。禅の思想を日本に確立したといわれる道元禅師が、こんなことを言っています。

「念起こらば即ち覚せよ、之を覚せば即ち失す、久々にして縁を忘ず、自ら一片となら
ん、これ坐禅の要術なり」

要するに、ネガティブな気持ちを自分がもっていることに気づきなさい、それだけで苦しみが和らいでいくから、ということです。

「そんな難しいこと言って、具体的にはどうすればいいの？」と言いたくなりますよね。でも瞑想が優れているのは「やってみればわかる」点です。

呼吸瞑想を例にとってみましょう（P50参照）。

呼吸瞑想はマインドフルネスの基本です。やることは、ありのままの呼吸を**ただ「観察する」**こと。それ以外は、普段通りの呼吸で構いません。

たいていの人は「正しいやりかた」を意識しすぎるあまりに、呼吸が乱れたり、雑念が浮かんでしまったりと、「なんだかうまくいかないぞ」という経験をします。

でも、それはみんなが必ず通る道、心配する必要はありません。そのとき本当に大切にしてもらいたいのは「今、雑念が浮かんでいるぞ」という事実に気づくことです。

その気づきが、メタ認知を養います。

「川野さんが『全員通る道なんですよ！』とうるさく言っていたな」と思い出したら、雑念はそのままにして、また呼吸の観察に戻ってください。

雑念を消すことが瞑想の狙いではありません。消しても消しても、雑念は次々に浮かんでくるでしょう。それでいいんです。自分の心の動きを感じられるようになっただけでも、マインドフルネス的には、大きな前進なんです。

目指すのは癒しよりもアウェアネス

その気づきを、瞑想するさいのひとまずの目標としましょう。

瞑想によって脳の疲れがとれる、集中力が高まる、自律神経が整う。それはその通りですが、繰り返すように「～のために」という**目的意識が強すぎると「今、この瞬間」に意識を向けるのが難しく**なります。

かといって、瞑想によって少しでも「自分は変わった」と感じられないなら、これからも積極的に続けていこうとは思えないものです。

先に挙げた認知行動療法は、治療者がマンツーマンで横につき、「よく気がつきましたね」などとアドバイスをするため、自己変化の兆しを頭では理解できるのですが、それを実感として悟り知るには根気もいります。

しかし、マインドフルネスなら、そうした変化をありありと体感できます。

「そういえば、最近何を言われてもイライラしなくなったぞ」

もっといえば、誰の助けも借りず、1人で体感できるんです。だから私は、マインドフルネスはセルフヘルプの治療、自分で自分を助ける治療だとお話ししています。

ここで覚えておいていただきたいのは、「ネガティブな感情がきれいさっぱり消えるわけではない」ということです。けれどもポジティブな気持ちもこんこんと湧き出してくるので、いやな気持ちが気にならなくなっている。そんなイメージです。

脳科学の研究でも、マインドフルネスを続けていると、扁桃体《へんとうたい》という脳の部位が縮小し、怒りや不安、悲しみなどネガティブな感情をつかさどる機能が鎮静化することがわかっています。

ずぼらな人なら、この感覚はつかみやすいのではないでしょうか。

言い換えるなら、**不安になるのもしょうがないと気楽に構えていると自然と不安は和らいでいく**。まさしく禅問答のようですが、これには心理学的な裏付けもあります。

ネガティブな感情を消そう消そうと努力するとますます不安になっていくのが、人間の脳のクセなんです。

その現象を「思考抑制の逆説的効果」といいます。

みなさんも心あたりがありませんか？

例えば、「これから5分間、シロクマのことだけは『考えないで』ください」と言われると、かえって考えないではいられなくなります。同じように、ネガティブな感情も打ち消そうとするほどに湧き出してきます。

要するに、人間は**「考えたくないものほど考えるようにできている」**のです。

嫌なものを避けるために嫌なものを意識するというのは、もしかすると、生き物としての防衛本能なのかもしれません。しかし、この働きがあまりに強すぎると、不安に囚われるばかりで身動きがとれなくなってしまいます。

瞑想は、「今、この瞬間」のみに意識を向けることで、思考抑制の逆説的効果を取り除くものでもあります。

不安を消そうとするのではなく、その不安に気づき、不安を抱えている自分をありのままに見つめましょう。自分の心を一歩離れたところから眺めてみましょう。これができるようになると、心のコンディションも落ち着いていきます。

「そういえば、最近イライラしなくなったな」
「頭がスッキリ軽くなった気がする」

こうした変化は、ごく自然に、さりげなく訪れるものです。

あまりにそれが自然すぎて、「瞑想のおかげで病気が治りました」と最初からいう患者さんは全くと言っていいほどいないぐらい。ほとんどの方は**「なぜだかわからないけど最近よくなった、楽になった」**とおっしゃるのです。

いずれにせよ、ポジティブの神様が乗り移ったかのように、瞑想した瞬間人生が明るくなった！　というふうにはいきません。

でも、その小さな変化が、心にとってはすごく大きな変化です。

「今、自分は落ち込んでいるな」と気づくだけで、１００％の落ち込みが90％の落ち込みに和らぐかもしれません。たった10％の違いですが「このまま待っていればいつかは落ち込みがゼロになるかもしれない」と希望を持たせてくれる10％です。

つまり瞑想がもたらすものは、苦しみのピークアウト。今が苦しみのピークであって、「ここから先は楽になるだけだ」と信じられたら、心も前向きになります。世の中のあらゆるものがそうであるように、人の心も「諸行無常《しょぎょうむじょう》」、一秒一秒変わっていきます。苦しみも、いずれ癒えるもの。「今、この瞬間」に目を向け、懸命に生きよう。禅はそう教えています。

折れない心を養う瞑想

最近、強いストレスでも「折れない」心の大切さが知られるようになってきました。それをレジリエンスといいます。

一般に、「強い心」というと、コンクリートのように堅く頑丈な心をイメージするかもしれませんが、コンクリートは一度ヒビが入ったらそれきり、砕けてもとには戻りません。

心理学的に見ると、**本当に強い心は、たとえていうなら「竹のような心」**のことです。風や雨で大きく揺すられ曲がることがあっても、元に戻ることができる。優しい気持ちも忘れず、困っている人がいたら、相手の心に寄り添い、ときには一緒に悲しみ、手を差し伸べる。そんな**しなやかな心こそ、レジリエンスの正体**です。

人間なら誰しも、猛烈な感情の嵐に囚われることがあります。この感情の嵐を「なかったこと」にしようとするのは、レジリエンスの考え方ではありません。ベトナムのマインドフルネス指導者ティク・ナット・ハン師はよくこんな話をしています。

「怒りは人間ならば当然のように起こる反応であるのだから、怒りを消そうとするのは間違っている。それよりも、自分が怒っているという事実に気がつき、何に対して怒っているのか、解釈していくことに意味があります」

例えば「上司に叱られた」という出来事があったとしましょう。主観的には、理不尽に叱られたと思い悩み、落ち込んでしまうかもしれません。

でも、ずぼら瞑想を普段から意識していると、メンタルブロックが外れた心で、「上司に叱られた」という出来事をありのままに眺められるようになります。

「上司に叱られた」という事実があるとしても、それは「自分だけ特別に叱られた」

かどうかはわかりません。人間は誰しも自分を特別扱いする生き物ですから、ついつい「私に対して『特別』に怒っているんだ」と早合点しがちです。でも実際には、まわりの同僚も同じように叱られているかもしれませんし、単に上司の虫のいどころが悪かったのかもしれないいんです。

そう考えられると、人の言動にいちいち振り回されることもなくなります。

この「他人に流されなくなる」というのもレジリエンスの増大によって起こる現象であり、瞑想の効果だったりします。

マインドフルネスの分野では「アンカー」という言葉で表現します。港に停泊している舟がアンカー（錨《いかり》）を下ろすように、「今、この瞬間」の感覚にアンカーを下ろしているので、例えば**苦手な人の話を聞いていても、自分の心は大きく揺れずに済む。**だからいつも穏やかでいられる。これもレジリエンスの1つの形です。

以前、「課長によく叱られる」と悩んでいたCさんという患者さんがいました。それが瞑想を習慣にするうちに、こんなふうに考えが変わったといいます。

「自分が叱られることで、課長は心のバランスを保っているのかもしれない。なんだか自分が課長の支援者のような気がしてきました」

タネを明かすと、その課長さんはいわゆる「モンスター上司」で、一般の社会には適応できない人でした。こういう人が上司だと、部下は消耗するばかり。Cさんにはなんの落ち度もありません。

しかし、Cさん含め部下のみなさん全員がマインドフルネスを心がけたところ、課長さんの怒りを受け流し、見守ることができるようになっていきました。**人に流されないレジリエンスが身についたんです。**

「今日も私たち、いいチームワークだったね」

今では、チーム一丸となって課長さんを育てていこう、という方針でいるそうです。

4章 まとめ

◎「〜でなければいけない」「〜するべきだ」といったメンタルブロック（決めつけ、思いこみ）が強いとそれに振りまわされ、人生を左右される。

◎ずぼら瞑想を続けると「いい、悪いといった価値判断をせず、物事を眺める」境地に達することができる。

◎「思いこみ」が悪化するとうつ症状になりやすくなる。「最近、どうも頭の回転が遅いな」と感じたら危険信号。

◎ネガティブな気持ちを自分がもっていることに気づくだけで、苦しみが和らぐ。

◎ネガティブな感情を消そう消そうと努力するとますますネガティブになっていく。

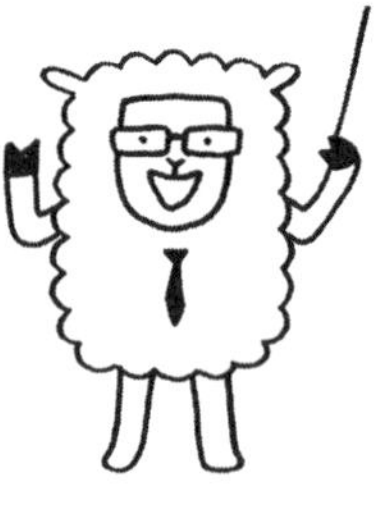

15 ぬいぐるみをお腹にのせる

呼吸瞑想（P50参照）のところで、「呼吸をコントロールするのではなく、呼吸を『観る』ように意識する」という話をしました。

でもなかには、呼吸という目に見えないものを観察する感覚がつかめない人もいます。そういうときは、**呼吸が目に見えるようにアレンジする**といいんです。

例えば両手をお腹の上にあてて、呼吸をするときにお腹が膨らんだり、へこんだりする動きを観察します。

それでもまだ、わからない人がいます。私は小学生の子どもたちに瞑想を教えることがあるのですが、教科書的な呼吸瞑想は、子どもたちには無理なんです。「鼻を出入りする空気の流れを感じて」と言っても、「お腹が動いているのを見て」と言っても、「?」という反応です。

そんな子どもたちには、仰向けになって、**お腹の上にぬいぐるみをのせてもらう**ことにしています。もちろん、大人がそうしても構いません。呼吸のたびにぬいぐるみが上下する、その動きを観察してください。

これなら簡単、呼吸瞑想の難易度は子どもにもできるレベルにまで下がります。子どもたちは「(呼吸が)見える、見える!」といって、大喜びしています。ぬいぐるみがなければ、手頃なクッションでも結構です。

ちなみにこれは、エリーン・スネルという子ども向けマインドフルネス専門家が紹介したアイデア。これが大当たりして、今では世界中の子ども

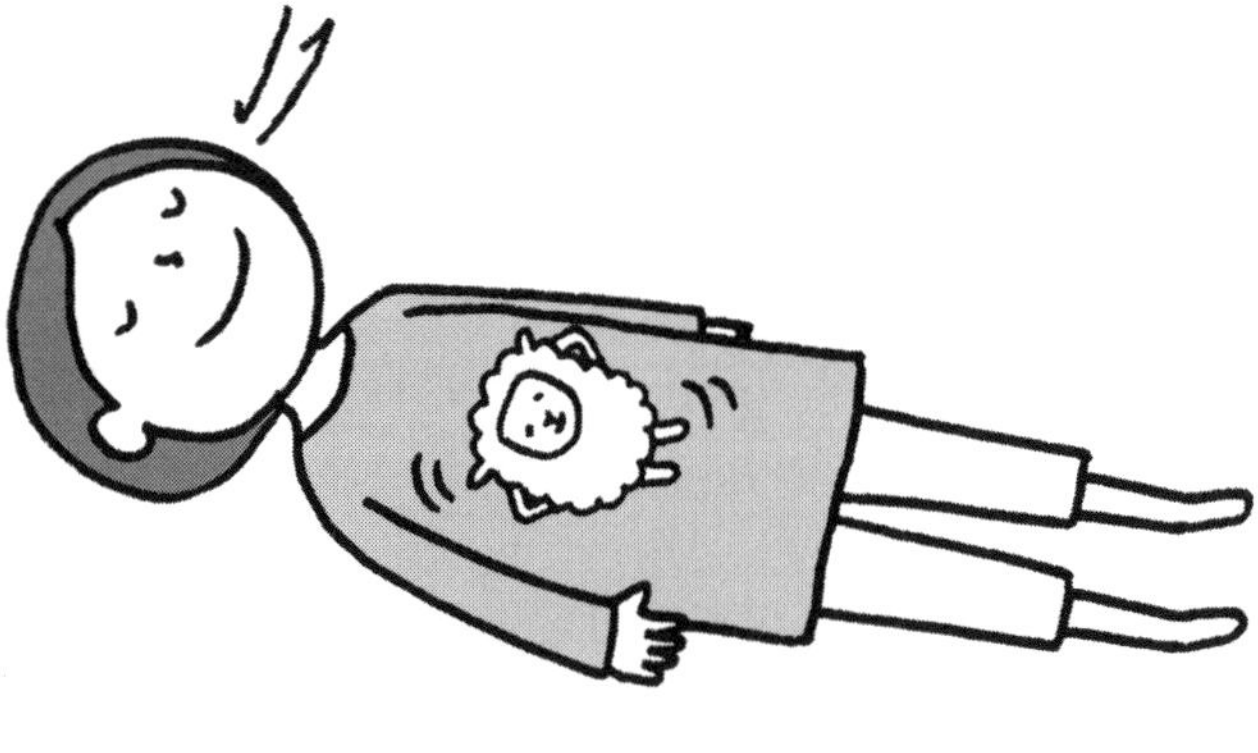

たちが実践しています。

私が教えている子どもたちには、ヒツジのぬいぐるみをプレゼントしています。コツをおぼえた子は家に帰っても、何かイライラしたことがあると自分からヒツジをお腹にのせてくれているそうですよ。

16 「プチプチ」つぶし瞑想

本来、子どもたちは瞑想上手です。没頭できるものを見つけたら、いつまでも続けていられる。親が声をかけても振り返らないぐらいの、みごとな瞑想状態に入ります。

例えば、梱包材として使われている「プチプチ（緩衝材）」を、ひたすらつぶす。子どもたちは延々と、これをやります。プチプチした音と指の感覚を、心ゆくまで楽しんでいます。

もともと**手のひらというのは人体のなかでもっとも鋭敏にできています。**感覚受容器であるマイスネル小体が集中しているため、感覚に意識を向けるコツをつかみやすいんですね。

大人の目には、どうでもいいようなことをしているとしか映らないかもしれませんが、たまには思い切って子どもの遊びの真似をするのは、とてもいいことです。

海にいったら、ただただ高い砂山を作る。

川原にいったら、ただただ石を重ねる。

雪が降る地方にお住まいなら、ぜひ雪だるまを作っていただきたい。雪だるまを大きく丸く育てていく作業は、とても瞑想的です。子どもに言われてイヤイヤ作るようだとゴツゴツした雪だるまになるのがオチですが、一所懸命作ると、ちゃんと丸い雪だるまができます。芸術的な美しさを求めるよりも**「ただただ丸くする」**という一点に没頭するのが瞑想に入るコツです。

17 川で小石を投げる

プチプチつぶしにしろ雪だるま作りにしろ、子どもがハマるものは共通して無目的で、非生産的な行為です。大人が見ると「一体なんの意味が?」と首をかしげたくなりますが、子どもたちにとっては何よりもマインドフルな時間です。

いくらでも例が挙げられます。

川に向かって小石を投げる。あなたも子どもの頃、「水切り」遊びをしませんでしたか? なるべく水平に近い角度で投げると、石は水面を跳ねるように飛んでいきます。たったそれだけのことを、子どもは日が暮れるまで続けます。

クレヨンがなくなるまで、手を動かし続ける子もいます。なんの絵を描くわけでもなく、手を動かしていること自体に、没頭しているんです。

どちらかといえば、子どもたちは**ストレスを感じたあとに、非生産的な行為に向か**うようです。「うさばらし」といえばそれまでですが、子どもたちは子どもたちなりに、瞑想によってデフォルト・モード・ネットワークの働きを抑えて、自分を癒しているんです。

私もいまだに、同じようなことをしています。

子どもっぽいなと思いながらも、ゲームセンターにある「ワニワニパニック」やもぐら叩《たた》きが大好きで、やめられません。ハイスコアを狙うというより、次にどの穴からワニが出てくるか、そこだけに**注意を向けて没頭する**のが好きです。でも、うまく集中できたときは満点近くとれます。年に一度か二度の密かな楽しみです。

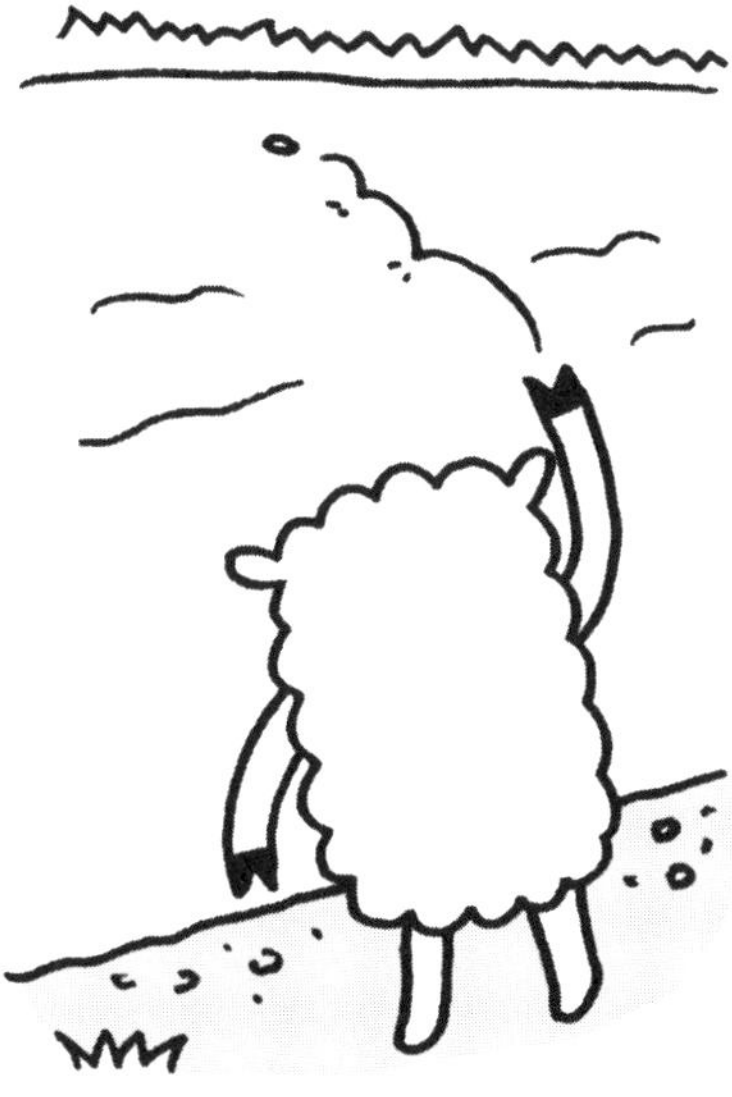

18 ペットをなでる

感覚受容器が集中している手のひらで犬や猫などのペットをなでる、という瞑想です。私は柴犬を飼っていますが、優しく大切になでてやると、犬も喜び、私もリラックスできます。

動物の**毛並みに触れている手のひらに意識を向けましょう**。ゴツゴツした背中、ふわふわしたお腹、つるつるとした頭やおでこ、そして手足と、それぞれの感触の違いを味わいましょう。硬い毛、柔らかい毛、長い毛、短い毛も、鋭敏な感覚をもつ手のひらなら、感じ分けることができます。

ペットの反応も、一様ではないはずです。どこをなでると、どんな反応をするでしょうか。嬉しそうにするのは、くすぐったそうにするのは、いやそうにするのは、どこでしょうか。

いつしか時間を忘れて、小一時間もなでているかもしれません。

19 坪庭作りでストレスを浄化

有名な心理療法に「箱庭療法」があります。砂の入った木箱のなかにおもちゃなどを配置しミニチュアの庭園を作るというもので、子どもにやらせると、**言葉からはわからない心の様子が見えてきます。**また箱庭を作ること自体に、子どもの心を整える効果があります。

「坪庭」の趣味も似たようなものかもしれません。坪庭とは、ごく狭い土地に作る鑑賞用の庭のことで、古くは江戸時代以前、住居が密集した京都の家の中に小さな庭を作って楽しんだ、粋な日本文化の一つでした。灯篭《とうろう》や飛び石、垣根、鉢植えなどを配置して、自分独自の空間を作り上げます。さすがに一流の庭師さんが作る庭とは比べようがありませんが、一般の方が作られた坪庭も、オーナーのそれぞれの個性が表れて、鑑賞する側にもなかなか面白いものです。

どちらも、ずぼら瞑想の例としてご紹介するには、親しみやすさの点でややハードルが高いかと思います。

ただ1つ言いたいのは、子どもも大人も、人間は自己表現する生き物であり、**自己表現することによって生きがいや癒しを得る生き物**だということです。

そのため、表現する手段を持たない人間は、知らず知らずのうちにストレスをため、場合によっては抑うつ状態になります。カラオケや演劇、バンド活動など、そこにあるのは、いずれも自己表現によるストレスの浄化（カタルシス）なんですね。

もっとも、表現手段には難しいものとやさしいものがあります。例えば、絵を描くのはハードルが高い。専門店で画材を買わないといけないですし、「才能がないから、下手くそだから」と思うと二の足を踏みます。

その点、箱庭や坪庭作りには上手も下手もありません。誰の評価も気にせず、自分の趣味で、好きに作ることができます。

そして何より、どちらも「言葉がいらない」というよさがあります。話すのが苦手な人、自分の悩みを言葉にできない人も、**だまって手を動かすだけで、ストレスを浄化**できます。

以上の条件を満たしながら、より身近なところで探してみると、小さいガラス容器のなかで観葉植物を育てる「テラリウム」や、水槽のなかで水草や熱帯魚の生態系を作り上げる「アクアリウム」などは、同じようなカタルシスを得られます。これならずぼら瞑想としてもご紹介できます。

5章

ずぼら瞑想で集中力を上げる

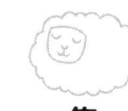

集中力の限界「8秒」を越えろ

マインドフルネスが、集中力やストレス耐性など、仕事にまつわるパフォーマンス全体をアップしてくれることがわかっています。

もともと、人間は1つのことに集中するのが苦手である、というデータがあることはご存じでしょうか。マイクロソフトの研究によると、人間が**集中力を持続できるのはわずか「8秒」**が限界だといいます。同じレポートで「金魚の集中力は9秒」とも報告されており、つまり人間の集中力は金魚以下、ということになります。

「気が散って仕事が手につかない」のは、サボっているからじゃないんですね。もともと脳が、8秒以上集中できないようにできているんです。

しかし瞑想は、さまよう心を「いま、この瞬間」につなぎとめてくれるもの。それができれば、集中力も回復します。

脳科学的にいえば、これはセントラル・エグゼクティブ・ネットワークという神経回路の働きによります。

脳には3つの神経ネットワークがある、というお話はすでにしました。おさらいしておくと、1つはデフォルト・モード・ネットワーク（DMN）で、**「悩んだり迷ったりモード」**の神経回路。セントラル・エグゼクティブ・ネットワーク（CEN）は**「目標に向かって集中モード」**の神経回路。そしてセイリエンス・ネットワーク（SN）は「DMNとCENを切り替える司令官」の神経回路でした。

心がさまよい、集中力が途切れて

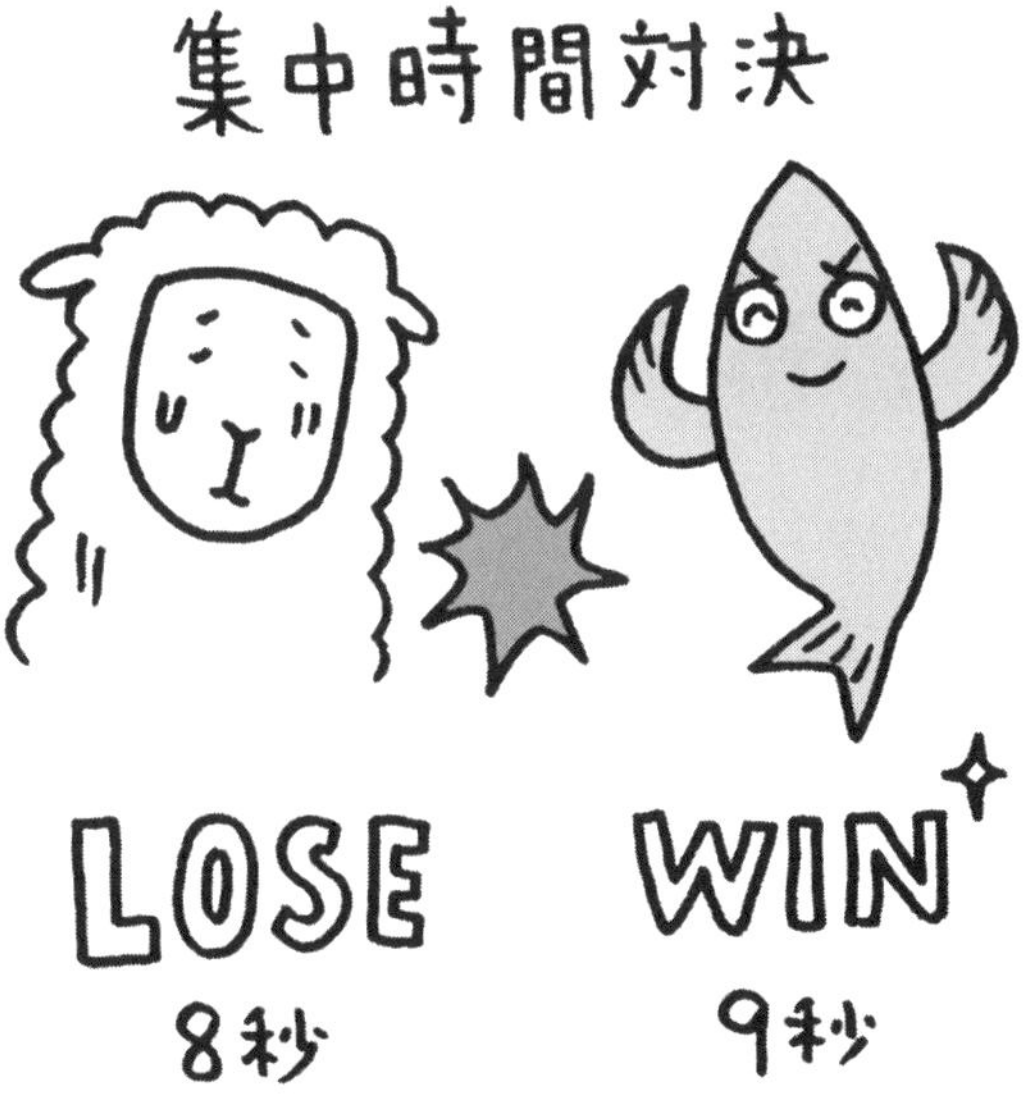

いる状態では、デフォルト・モード・ネットワークが活性化しています。このとき、瞑想が役に立ちます。「いま、この瞬間」に注意を向けると、デフォルト・モード・ネットワークが抑えられ、集中力をつかさどるセントラル・エグゼクティブ・ネットワークに切り替わるからです。

無理をして、マインドワンダリングの状態のまま仕事を続けようとしないでください。あれもやらなきゃ、これもやらなきゃ、と心がさまよっているうちは、デフォルト・モード・ネットワークは過剰に回り続け、脳のエネルギーを浪費します。

集中力が切れているな、**ストレスがきついなと感じたら、いったん仕事から離れて瞑想**し、また集中。これを習慣にすると「よし、やるぞ」と意識するだけで気持ちが切り替わるようになります。集中力を意志でコントロールできるようになるんです。

おまけに、瞑想によって創造力まで向上するといったら、驚かれるでしょうか。しかし、それを示す科学的なエビデンスがいくつも報告されています。

これには、禅僧の立場から見ても、「やはりそうか」という思いがあります。「〜しなければならない」「～するべきだ」といったこだわりを脱し、物事をありのままに見ると新しいアイデアが湧いてくる。ここにも仏教の「無分別智」が関わっています。

私たちは日常的に、いいこと、悪いことを分別し、正しい社会人として振る舞うよう求められています。本来、人間の**無意識では無数のアイデアが渦巻いている**のですが、社会生活に害をなすものを表に出さないよう、検閲をかけているんです。

おかげで私たちは穏やかな社会生活を送ることができるのですが、そのままでは、常識を裏切るような、新しいアイデアを生み出すことはできません。

瞑想によってこの分別を外すとどうなるでしょう。それまでは「悪いもの」として分別されていた斬新なアイデアまであふれてくるんです。もちろん、それが社会的に本当に悪いものなのか否かを判断する倫理観や道徳観があった上での話ですが。

「できる人」は瞑想する

仕事の現場では、マルチタスクが当たり前。複数の仕事をかけもちし、同時にこなしていける人が「できる人」と評価されますが、マルチタスクが過ぎると脳の疲れがたまり、集中力が落ちていきます。誰だって同じ集中力でずっと働き続けることはできない、それは当たり前のことではないでしょうか。

この状態を改善するのに役立つものとして、to doリスト作りが知られています。これは、自分がやるべきことを書き出して優先順位をつけること。to doリスト作りそのものはマインドワンダリングを促すものですが、一度作り上げてしまえば、「どの作業から手をつけようか」などと心がさまようことがなくなります。to doリストはマインドフルネスのお膳立てにとても有効です。

でも、瞑想そのものを仕事の合間に組み込めたら、どうなるでしょう。それは**仕事をしながら休息しているような**もの。マルチタスクを続けつつ集中力を維持し、高いパフォーマンスを発揮できるかもしれません。

IT企業大手のグーグルはいちはやくこの点に気がつき、社員研修の一環でマインドフルネスに取り組んだ企業でした。さらには、「瞑想ルーム」をオフィスの各所に設け、仕事の合間に瞑想するのが、グーグルでは日常の風景になっています。

現在、グーグルのほかにも、フェイスブックやアップル、ゴールドマンサックス、インテルなど名だたるグローバル企業がマインドフルネスを取り入れていますが、それも「瞑想が仕事に効く」という理解が進んでいるためでしょう。

瞑想が仕事にもたらす恩恵を証明するものとして、わかりやすい数字を出している企業もあります。

工業メーカーのダウ・ケミカルでは、8週間のマインドフルネス・プログラムのあと、社員のストレスレベルは30％減、レジリエンスは13％向上、そして燃え尽き症候群は半減したといいます。その結果、**年間で1人の社員あたり約250万円の経費を削減**できると試算されました。

また保険会社のエトナは「マインドフルネスセンター」をつくり、1万3000人以上の社員にたいしマインドフルネス研修を実施しました。すると社員のストレスは3分の1に減り、1人あたりの生産性が年間3000ドルも高まりました。

「できる人になりたければ瞑想しろ」というのは今や、グローバルレベルで常識になっているのです。

幸せは集中から生まれる

集中力は、人間の幸福感にも深く関わっています。

これは２０１０年にアメリカで行われた実験です。「今、何をしていますか？」という質問に、数千人の被験者に答えてもらいました。

このとき「食事をしています」と答えた人に、続けて「あなたは何を考えていましたか」と尋ねたところ、「食事のことを考えていた」と答える人は、決して多くなかったといいます。食事をしている真っ最中なのに、**食事とは別のことを考えている人ばかり**だったのです。

全員の答えを集計した結果、次の４つの状態に分類できることがわかりました。

（１）いやなことを考えながら食べている人
（２）好きでも嫌いでもないことを考えながら食べている人

（3）楽しいことを考えながら食べている人
（4）食べていることだけに集中している人

最後に、（1）〜（4）の状態ごとの幸福度を調べたところ、（4）**食べていることだけに集中しているときが、もっとも幸せ**であることがわかりました。ここから「集中しているほど、人は幸せを感じられる」という結論を導くことができます。

また同様の研究により、人間は、起きている時間の46・9％を「心ここにあらず」の状態で過ごしていることがわかっています。これがどれだけ脳を疲れさせていることか、そしてどれほど、私たちの幸福感を損ねているか、もうおわかりでしょう。

瞑想をするだけで、頭がスッキリする。自律神経失調症が治る。集中力が高まる。人間関係が改善する。そして、幸福を感じられる。

瞑想は人生を健やかに生きていくための叡智であると私が繰り返し語るのは、これだけの効能が瞑想にはあるからなんです。

「忙しいのになぜか余裕」の秘訣

グーグルなどの海外企業に比べてしまうと、日本企業ではまだ、仕事中に瞑想すると「サボっているのか?」と冷ややかな目で見られる心配があるかもしれません。ですが、これだけ多くの優良企業が瞑想を取り入れているのは仕事に効くからだと思えば、職場でも遠慮することはありません。

ずぼら瞑想なら、**人の目を気にせず、かつ、わずかなスキマ時間にできる**ものがたくさんあります。仕事をしながら休めるずぼら瞑想、ぜひ試していただきたいと思います。

例えば、階段の上り下りです。大きいオフィスビルだと、防火扉で閉じられた階段室があると思います。誰も立ち入らず、とても静かで瞑想にはぴったり。1時間働くごとに5分間を目安に、階段を上り下りしてみてください。コツは、床を踏む足の裏の感覚に意識を向けることだけ。「これだけで仕事中の注意力がものすごく上がる」

と喜んでいる人が少なくありません。
わざわざ階段まで移動するのが面倒くさいというなら、席についたままで呼吸瞑想。あるいは、瞑想だと思ってコーヒーを飲む。コーヒー瞑想の詳しいことはP174でご紹介しています。

デスクの整理整頓も、丁寧にやれば瞑想の効果があります。「忙しいのに、そんな余裕はないよ」と思われるかもしれませんが、実は**忙しさと心の余裕は関係ない**んじゃないか、というのが私の経験則です。

病院に勤めていると、それがよくわかります。というのは、優秀で忙しくしている先生ほど机の上がビシッと整っているんです。そして「あの先生はちょっと……」という先生ほど、本が積み上がっている。そう広くもない机なのですから、ちょっと整理するぐらい、5分とかからないはずなのに。

仕事ができる人というのはやはり、忙しくしながらも心の余裕が持てる人なんですね。

5章

まとめ

◎瞑想はさまよう心を「いま、この瞬間」につなぎとめてくれるもの。それができれば集中力も回復する。

◎「〜しなければ」「〜するべきだ」といったこだわりを脱し、物事をありのままに見ると新しいアイデアが湧いてくる。

◎仕事をしながらずぼら瞑想をすれば、マルチタスクを続けつつ集中力を維持し、高いパフォーマンスも発揮できるかもしれない。

◎集中している人ほど、幸せを感じられるようになる。

◎ずぼら瞑想を続ければ、脳のパフォーマンスを落とさず仕事ができるようになる。

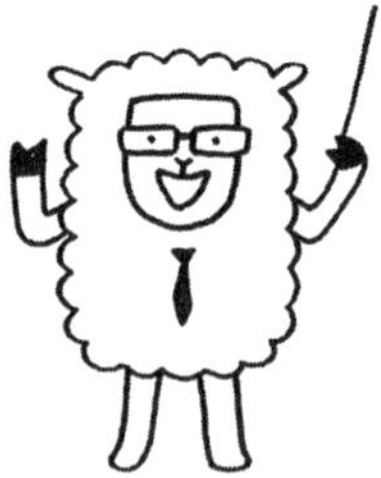

20 黙々と走る

イヤホンで音楽も聞かず、スマホもいじらず、ただ走ります。**足の感覚に意識をおき、きれいなフォームを心がける**と、10分走るだけでもいい汗をかけます。

逆にいうと、「～ながら」でダラダラ走っていると、30分走ってもその分のカロリーは消費できても、心理的な効果は大して得られません。それに、走るときぐらいスマホを置いて、走ることに集中したほうが単純に気持ちがいいですよ。

21 解説を読まずにアートを鑑賞する

美術館では、何をおいても、まず作品に没頭していただくことをご提案します。描かれた風景のなかに自分を投影してみるのはどうでしょう。そこに身をおいたら、どんな気持ちがするでしょうか。寂しいでしょうか、温かいでしょうか。そのあと解説を読みます。すると、自分がなぜそんな気持ちを抱いたのか、答えがみつかるかもしれません。

実際の美術館では、作品よりも解説のほうに人だかりができているのを、しばしば目にします。「これはマインドフルではないな」と、もったいなく思う場面です。

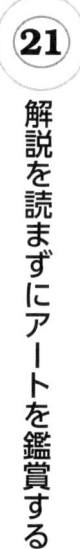

禅の教えの1つに、**言葉や文字に囚われていては悟りを得ることはできない**、言葉から離れることであれこれ悩まず考えすぎないで済む、というものがあります。これを「不立文字《ふりゅうもんじ》」といいます。

先に解説を読んでしまうと、「解説にはこう書いてあった」という先入観なしには、作品を鑑賞できません。ありのままの作品のよさを味わえないんです。それに、小さな字で書かれた解説を美術館の暗がりで読んでいるとクタクタに疲れませんか。

私は美術館では、解説はいっさい読まないと決めています。ただし、解説が収録されている図録を帰りがけに買っていきます。これなら美術館めぐりもちっとも疲れません。

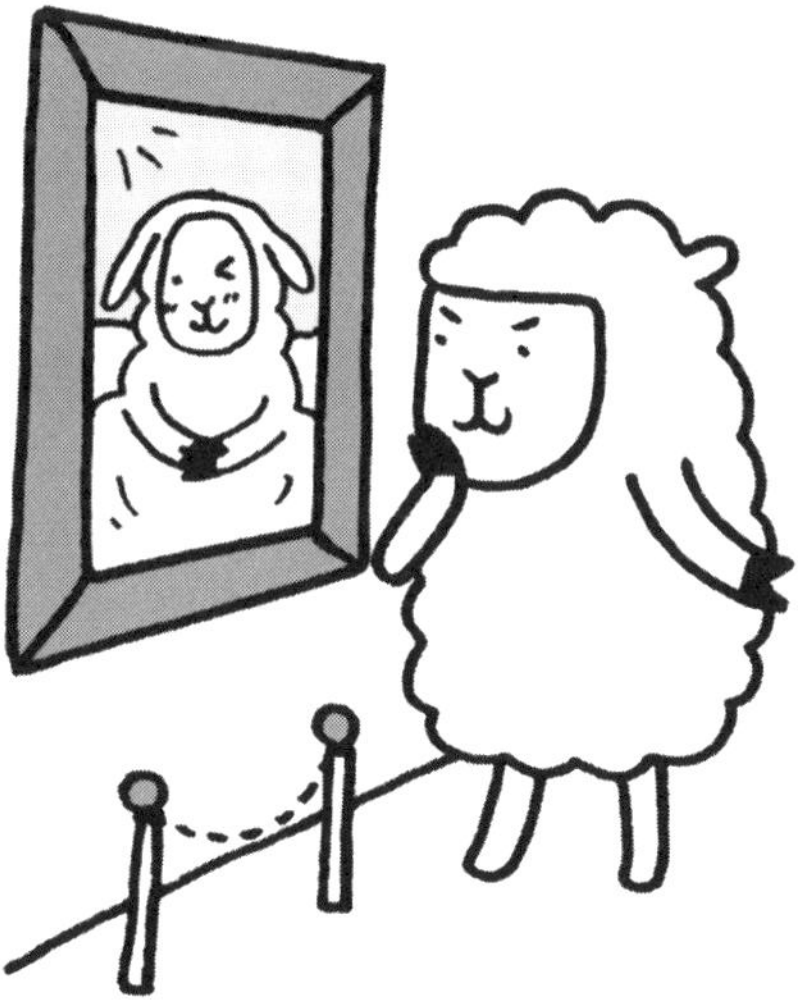

22 美しい文字の練習をする

ワープロにお株を奪われて久しいですが、手書きの文字というものは、本来とても気持ちがいいものです。写経が静かなブームになっているのは、そのためでしょう。ありがたいお経を写しているだけで、心が落ち着きます。作家の北方謙三さんや、瀬戸内寂聴さん、林真理子さんなどもずっと手書きで小説を書き続けているそうですし、若い人の間では万年筆の人気が再燃しているとか。手書きの文字の素晴らしさがもっと多くの方に伝わるようにと私は願っています。

お経でなくても、丁寧に美しく書けば瞑想になります。

面倒なら、**たった一文字「あ」と書くだけでもいい**ですし、「いくらなんでもそれでは退屈だ」ということであれば、自分が好きな言葉を書くのも、心が整います。

個人的には、書いていて達成感がある、「自分は成長している」という実感の持てる言葉がいいと思います。とくに頑張り屋、ワーカホリックの傾向がある人は、「自分は成長している」という実感があると、習慣が長続きします。

例えば、漢和辞典を見ながら、難解な漢字を書いてみる。「薔薇《ばら》」なんて、一度でも書いたことがありますか。「さかなへん」の漢字シリーズを片っ端から書いていくのも、雑学ネタがたまっていく面白さがあります。

23 懐かしい母校を訪ねる

非日常の空間に身をおき、頭の中をリフレッシュすることを「リトリート」といいます。私もときおり、地元にある埠頭《ふとう》にいき、瞑想するのが習慣になっています。

街なかにだって、リフレッシュできる場所はいくらでもあります。

例えば、自分にとって**「懐かしい」と思える場所を訪ねてみる**のはいかがでしょう。

私は小さい頃よく横浜のマリンタワーに上ったものですが、大人になって再訪したところ、新鮮な体験をしました。当時のことを思い出しながら、「今、この瞬間」を味わうことで、いつもより1つ深い経験ができたような気がしたのです。

母校を訪ねるなんて、とてもいいと思います。

同じ場所に同じ風景が残っているかもしれませんが、卒業から年月が経てば、自分の感じ方が変わっています。あのときはこう感じていたけど、今はこう感じる。その感じ方の違いを味わってください。

「教室ってこんなに小さかったかな」
「あの頃は進路に悩んでいたけど、今はこんな道を歩んでいるな」

そうするうちに、**人生の諸行無常**を感じます。人間は移り変わるもの、二度と同じ自分は戻ってこない。そう思うと、普段は忘れがちな「今、この瞬間」の大切さをしみじみと思い出せるのです。

私が勤めるクリニックには「卒業した大学の図書館で読書をしています」という患者さんがいます。多くの大学図書館は卒業生ならいつでも自由に入館できるようになっていますが、実際に活用している人はあまり多くありませんよね。

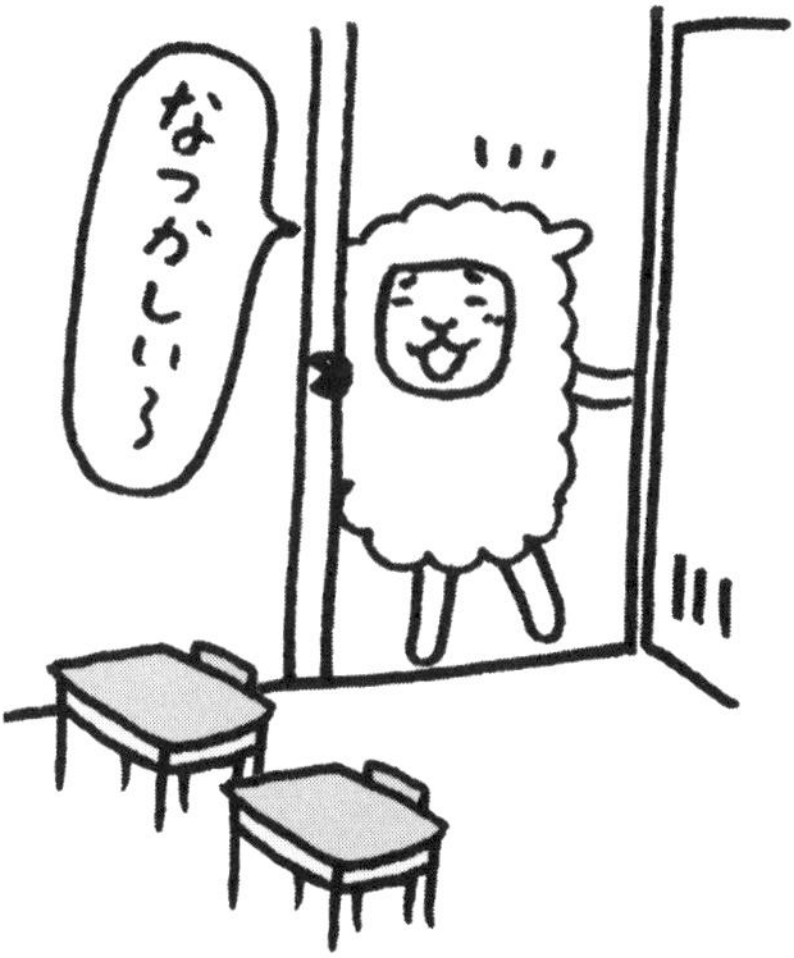

この患者さんは働き盛りの40代ビジネスパーソンで、超やり手だったのですが、多忙からうつを発症しました。そのとき、たまたま母校の図書館に足を運んだところ、やはり「すごく新鮮だった」といいます。ものづくりの会社を目指して勉強していた頃、つまり**自分の原点を思い出した**そうで、それから元気を回復していきました。今でも週末は図書館に通い、「心に栄養を与えている」そうです。

24 飲みすぎ防止の「マインドフル・ドリンキング」

マインドフル・イーティングで食べすぎを防止できるのと同じように、**マインドフル・ドリンキングは飲みすぎを防ぎます。**

お酒の味や香り、口あたりを十分に楽しみ、ゆっくり飲めるようになると、グラス1杯のビールでも十分な満足が得られます。

ジョッキで豪快に飲むビールの美味しさもたまりませんが、その美味しさのほとんどは味よりも「のどごし」が占めているのではないでしょうか。半分も飲む頃には炭酸が抜け、味にも飽きがきているはず。

それでも飲み続けるのは、味わう間もなく、ガブガブ勢いで飲んでいるからです。これが飲みすぎの原因です。酔いが回る前に次の1杯に手を出し、飲み終わった頃に酔いが回ってきて「また飲みすぎた」。さらに悪いのは、身体がアルコールに慣れてくると、飲んでも飲んでも酔いが回らなくなってくることです。こうして飲みすぎはどんどんエスカレートし、アルコール依存にいたることもあります。

さらに悪いことに、飲みすぎは、睡眠の質も下げます。

楽しく飲んでいると酔いを感じないかもしれませんが、これは、血中アルコール濃度が高くなっていることによる、麻酔効果のためです。

この状態でベッドに入ると、数時間でアルコール濃度が下がり、中途覚醒が起こります。お酒を飲むと、夜中に水を飲みたくなったり、トイレにいきたくなったりして目が覚める現象が知られていますが、あれも本当は、「アルコール濃度が低下するから目が覚める」というのが理由です。その結果が、睡眠不足です。

マインドフル・ドリンキングによって、お酒との付き合い方はガラリと変わります。**飲みすぎ、二日酔いはなくなり、朝までぐっすり眠る**こともできます。またメンタル面でもいい変化があります。「悪いとわかっているのに、また飲みすぎた」という経験を積み重ねている人は、自尊心が傷ついています。しかし、マインドフル・ドリンキングなら1杯のビールで満足できる。そのうちに自己肯定感も回復していきます。

医学会でも、アルコール依存症に対するマインドフルネス治療が注目され始めています。ひと昔前まではアルコール依存症と診断されると「断酒」しか治療法がないとされてきました。でもこれからは「節酒」が重要な治療の選択肢となる時代。適量にコントロールし、楽しく飲んで健康に生きる、そのためのマインドフル・ドリンキングなんです。

25 全身全霊で味わうコーヒー瞑想

たった1杯のコーヒーの美味しさを再発見できる瞑想です。

飲み慣れているためについ忘れがちですが、本来コーヒーはとても美味しい飲み物です。カフェインを摂取するためだけに飲むのはもったいないと思います。

忙しい方は、最初の一口だけでも構いません、その瞬間だけは、**仕事のことは忘れて、目の前のコーヒーだけに意識を向けましょう。**

たちのぼってくる香りを楽しんでください。

どんな色をしているか、確かめてください。

ホットコーヒーであればカップの温かさを、アイスコーヒーであればグラスの冷たさを、手のひらに感じてください。

口にしたらどんな味がするか、イメージしてください。

それから一口含み、ゆっくりと飲み下してください。今この瞬間の、コーヒーの味と香りを感じてください。

こうしてマインドフルに、全身全霊で飲んでみると、コーヒーという飲み物の味がじつに苦く、鮮明であることに、びっくりすると思います。

「これまでエスプレッソが好きだったのに、この飲み方では苦すぎる、これからはレギュラーで十分だ」

と言い出す人がいるぐらい。

それほど、**私たちは普段、コーヒーに意識を向けていない**、ということです。

いつも仕事を「しながら」、おしゃべりを「しながら」の「ながら飲み」をしていてコーヒーをきちんと味わう機会が少なくなっています。おかげで感覚がすっかり麻《ま》痺《ひ》していて、どんなコーヒーを飲んでも違いがわかりません。

しかし、こうして五感を研ぎ澄ますことで、たった一口のコーヒーでも、深い満足を味わうことができるんです。

6章

ずぼら瞑想でマインドフルに生きる

人間関係もよくする瞑想

瞑想を始めてから、「人間関係が改善した」「トラブルを起こさなくなった」という声をよく聞きます。

瞑想によって頭がすっきりする、病気が治る、ストレスが消える、仕事力がアップする。ここまで、瞑想のメリットの数々をご紹介してきました。

けれども実は、マインドフルネスの本質は、また別のところにあります。私に言わせれば**マインドフルネスは、対人関係療法**なんです。

瞑想は、「今、この瞬間」の感覚に意識を向けることから始まります。瞑想中に雑念が浮かんできても、これを消そうとせず、「雑念が浮かんでいるな」と、ただ感じるにとどめます。呼吸瞑想にしてもそうです。呼吸をコントロールするのではなく、普段通りの呼吸を「観察」するのが肝心。

言い換えると、これは「ありのままの自分を受け入れる」ということ。これは、

「ありのままの自分を肯定し、慈しむ」という心のありようにも、つながっていきます。

その心を、最新の心理学では、自慈心（セルフ・コンパッション）といいます。自慈心は、あらゆる人間関係の、基礎になるものです。自慈心があればこそ、他人を思いやる優しい気持ちも、他人の言葉に流されない強さも、身につくからです。

自慈心がないままに他人に関わると、どうしても他人と自分を比較してしまい、卑屈になったり、他人を攻撃したりと、他人の評価ばかりを気にしたりします。

でも、**自分で自分を肯定できていれば、他人がどうあろうと、自分の軸はブレません**。そこでようやく、他人を思いやる心の余裕が生まれるんですね。

瞑想で養われる「無分別智」の心も、コミュニケーションを円滑にするものです。というのは、瞑想が自分と他人の違いに対するこだわりを緩めてくれるからです。

なんだか怪しい話のように聞こえるかもしれませんが、これも自分と他人を比較しなくなるという話に通じています。

人から受けるストレスの多くは、自分と他人を比較することから生じるものです。

例えば「人の失敗を許せない、イライラしてしまう」。逆に「失敗してはいけない。人より優れた人間でいなければならない」。でも、無分別であれば、「みんなができないんだし、私もできないのは当たり前」と気楽に構えることができます。

自分も他人も同じように欠点を持った、同じ人間。そんな寛容さから、人間関係もきっと円滑になります。

一言でいえば、瞑想すると、人に優しくなる。

何かキツい言葉をかけられても落ち込むことなく、「辛いことがあったのかな」と相手の身になって考えられるようになります。

これなら相手を嫌わずに済みますし、逆に好きな人ばかり増えていきます。そういう人は、多くの人に好かれることにもなるでしょう。

マインドフルネスは対人関係療法だと考える理由が、そこにあります。

ポイントは、**自分を変えると他人が変わる**という、順番です。

人間関係をよくしようと思うと、「自分は悪くない、悪いのは他人」という思いから、まず他人を変えようとしがちです。しかし、それでは拒否されるだけ。

本当は、自分の心を整えるほうが先なんです。自分に対する肯定の気持ちを養い、それを他人に分け与えた結果として、人間関係全体が変わっていきます。

こうして、瞑想の効果は、職場や学校、家族、社会全体に、広まっていきます。あなたがマインドフルに生きれば、周りの人々も、マインドフルに変わっていく。お互い手を取りあい、共に生きていくことができます。

そう考えると、個人的な悩みの解決や、能力の向上などは、瞑想についてくる「おまけ」のようなものです。私などは、**マインドフルネスは世界平和を実現する力すら秘めている**と、本気で思っているぐらいです。

ながらスマホをやめる

瞑想は、要するに「マインドフルに生きる」ための手段です。しかし瞑想をするだけがマインドフルネスではありません。脳が疲れる習慣そのものを見直し、減らすことができたら、それもマインドフルネスだといえます。

例えば、スマホとの付き合い方です。スマホは持つな、電源は絶対オフに、などと乱暴なことは言いませんが、せめて「ながらスマホ」はもう卒業しましょう。マインドワンダリングの元凶です。「通知オフ」設定も、ぜひ行ってください。メール、フェイスブック、ライン、ショートメールとさまざまなコミュニケーションツールを同時に使い、メッセージが届くたびにスマホ上で通知される。これほど、「今、この瞬間」の集中を妨げるものはありません。**通知はオフに設定し、「メッセージは2時間に1回まとめて全部見る」**などとルールを定め、心を乱されないようにしましょう。

脳疲労の回復をうながすために、睡眠の質を上

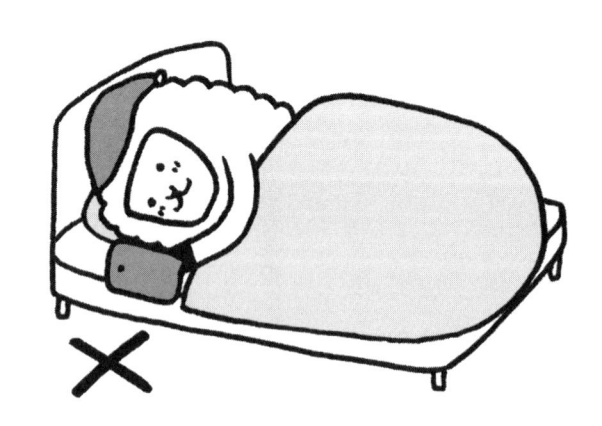

げる工夫もしましょう。

いま、日本人の4割が不眠に悩んでいると言われています。睡眠障害のある人はベッドに入っても脳内が活発に働いたまま。スマホやPCが発するブルーライトも生体のリズムを崩し、睡眠障害や肥満、高血圧、うつなどを引き起こすとされています。

いずれにせよ、眠りにつく前に脳のスイッチをオフラインにすることが大切です。

そのためにも、寝る前に集中を要する読書は避けましょう。特に、勉強の読書をすると、脳が活性化してしまいます。「脳は寝ている間に記憶を定着させるから、寝るギリギリまで勉強しろ」という話を聞いたことがある人もいるかもしれませんが、それは「ベッドのなかで勉強しながら寝ろ」という意味ではありません。**「～ながら」の勉強はそもそも記憶効率が悪い上に睡眠の質まで落ちる**のですから、メリットなしと断言できます。

読書はやはり、机でするのが基本。ベッドに入ったら、寝ることだけを考えてください。ただしベッドに入って10分寝付けないなら、一度ベッドを出て瞑想してもいいと思います。「今、この瞬間」に意識を向け、デフォルト・モード・ネットワークの働きをオフにするためです。

ところで睡眠環境づくりでは、頭と足の温度差がとても重要です。部屋は涼しく、足は温めることによって頭寒足熱の状態を保つと、快眠につながります。寒い季節も、部屋に暖房をかけるよりは、布団のなかに電気毛布や湯たんぽなど、足を温めるものを入れておくと、心地よく眠りにつけます。

都市のなかで禅を生きる

私たちの身の回りにいる、満ち足りた顔をしている人たちは、知らずしらずのうちに、マインドフルネスを実践しているのではないか、と思います。

サーファーのみなさんのライフスタイルが参考になります。

そもそも**サーフィンは、マインドフルネスに通じる部分が大きい**と思います。私も高校時代、ボディボードに親しんでいるので、実感できます。波乗りの高揚感もさることながら、波間を漂っている時間がまた、楽しいんです。

波に抗わず、身を委ねるだけ。余計なことは何も考えず、「今、この瞬間」を味わっていると、それまであれこれ悩んでいたことも、すっかり忘れてしまいます。自然回帰のエッセンスがある点で、サーフィンはヨガにも似ています。「サップヨガ」などは、サーフィンとヨガのいいとこどり。専用のサーフボードで海に浮かびながらヨガをする、というのです。**予測不能な波に身をまかせる、オープンマインドなスポーツ**として人気を博しています。

こうして見ると、サーファーは瞑想的要素を日常に取り入れる達人です。

近年、鎌倉や湘南《しょうなん》など海沿いに家を買ってサーフィンを楽しみながら、都心まで通勤する人たちが増えました。平日も、朝5時起きでサーフィンをしてから出社。それでも定時には十分、間に合うというわけです。

一昔前なら、サーフィンのある暮らしをするには、仕事の優先順位を下げ、悠々自適の「第二の人生」を選ぶ必要がありました。でも今の若い人たちは街でしっかり働きながらも、海も楽しむことができています。

もちろん、みながみな、サーファーになれるわけではありません。

でも、ずぼら瞑想なら、誰もが実践できるはず。**慌ただしい都市生活と、マインドフルな生き方を両立させる**ことは、きっと可能です。

また、そうでなければ、禅の心を現代に伝えるのは簡単なことではありません。

情報過多の世の中を捨て、修行僧のように山にこもって暮らすことができたら、心穏やかな暮らしが手に入るのかもしれません。スマホやパソコンを捨てれば、マインドワンダリングも和らぐのかもしれません。

でも、そんな生き方が、現代人のロールモデルになるかといったら、難しいと思います。その人1人が救われることはあっても、ほかの人までが「自分も真似しよう」とは、なかなか思えないことでしょう。

私だって、今さらスマホは手放せません。思い切って手放したところで、「情報社会についていけないかも」みたいな別の不安の種が出てくるに決まっているんです。

それなら、この**情報過多の世の中にしっかりコミットしながら、幸せな生き方を模索**したい。それが人間らしい生き方だと、みなさんも思いませんか?

ずぼら瞑想が、その一助になることを、私は願っています。

6章

まとめ

◎ずぼら瞑想を続けている人には、「人間関係が改善した」「トラブルを起こさなくなった」という声も。

◎ずぼら瞑想で自分を肯定する自慈心がつけば、他人を思いやる優しい気持ちも、他人の言葉に流されない強さも、身につく。

◎脳が疲れる、「ながらスマホ」は卒業する。

◎慌ただしい都市生活をマインドフルに生きる知恵は、サーファーが知っている。

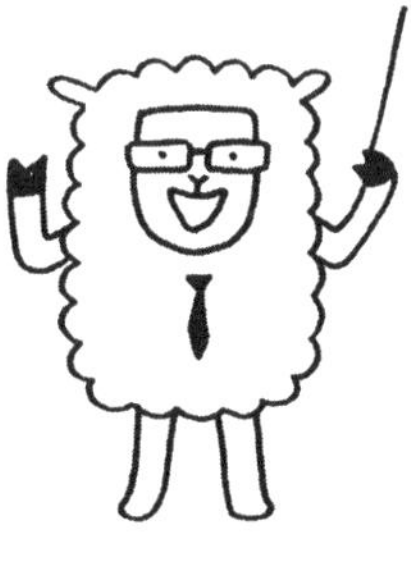

26 裸足で歩く

地面に素足をつけることを、グラウンディングといいます。たったそれだけのことなのですが、憂うつが晴れる、慢性疼痛《とうつう》がおさまる、循環器系の病気が治る、といった報告が次々と上がっています。

それがどんな理由によるものなのか、まだはっきりとは判明していません。「人体に帯電している電気を地面に逃がすから」という科学的な見解から、「地球からエネルギーをもらえるから」といったスピリチュアル系の解釈まで諸説あるのですが、私にはなんとも言えません。

私が言える確かなことは、素足で地面を歩くのは、靴を履いて歩く以上に心地がよいということです。**地面の凸凹が足裏のツボを刺激してくれる**ためなのか、「今、この瞬間」の感覚が鋭くなり、歩行瞑想の効果も高まります。

芝生の上なら、素足で歩いてもケガをする心配もありません。もっというと、歩かなくてもいいと思います。たとえば、石の冷たさを足裏で感じてみる。川の水の流れに足を浸してみる。たまには靴を脱ぎ、「今、この瞬間」を素足で感じましょう。

27 お釣り瞑想

レジでお釣りを受け取るときの瞑想です。

店員さんが、小銭を自分の手のひらに置いてくれたときの、**「チャリン、チャリン」という感触に注意を向けましょう。**

手を添えて優しく渡してくれる店員さんもいれば、無造作に渡してくる店員さんもいます。力が強い人もいれば、弱い人もいます。そこに、いい、悪いはありません。感情はフラットなまま、手で感じられるものに意識を集中してください。ほんの一瞬の瞑想です。

コンビニや駅の売店で買い物をするときなど、つい気持ちばかり急いで、お釣りの感触どころか、店員さんの顔も見ないで立ち去ってしまうことが多いものです。でも、一瞬でも集中できれば、心が穏やかに。その余裕から、店員さんに笑顔を返せたりすると、小さな幸せを感じます。

さて、ここでも手のひらの繊細な感覚を利用しています。普段はその有り難みを忘れて暮らしていますが、買い物するたびのお釣り瞑想は、それを思い出すチャンスです。

実は、**手の感覚を使った瞑想は、1つのジャンルとして確立されたもの**があります。「これは自分に向いているな、気持ちいいな」と直感した方は、深掘りしてみるのもいいかもしれません。

タイのスカトー寺院に、プラユキ・ナラテボー師という副住職がいます。タイで出家した日本人の僧侶です。彼は「チャルーン・サティ（気づきの瞑想）」と

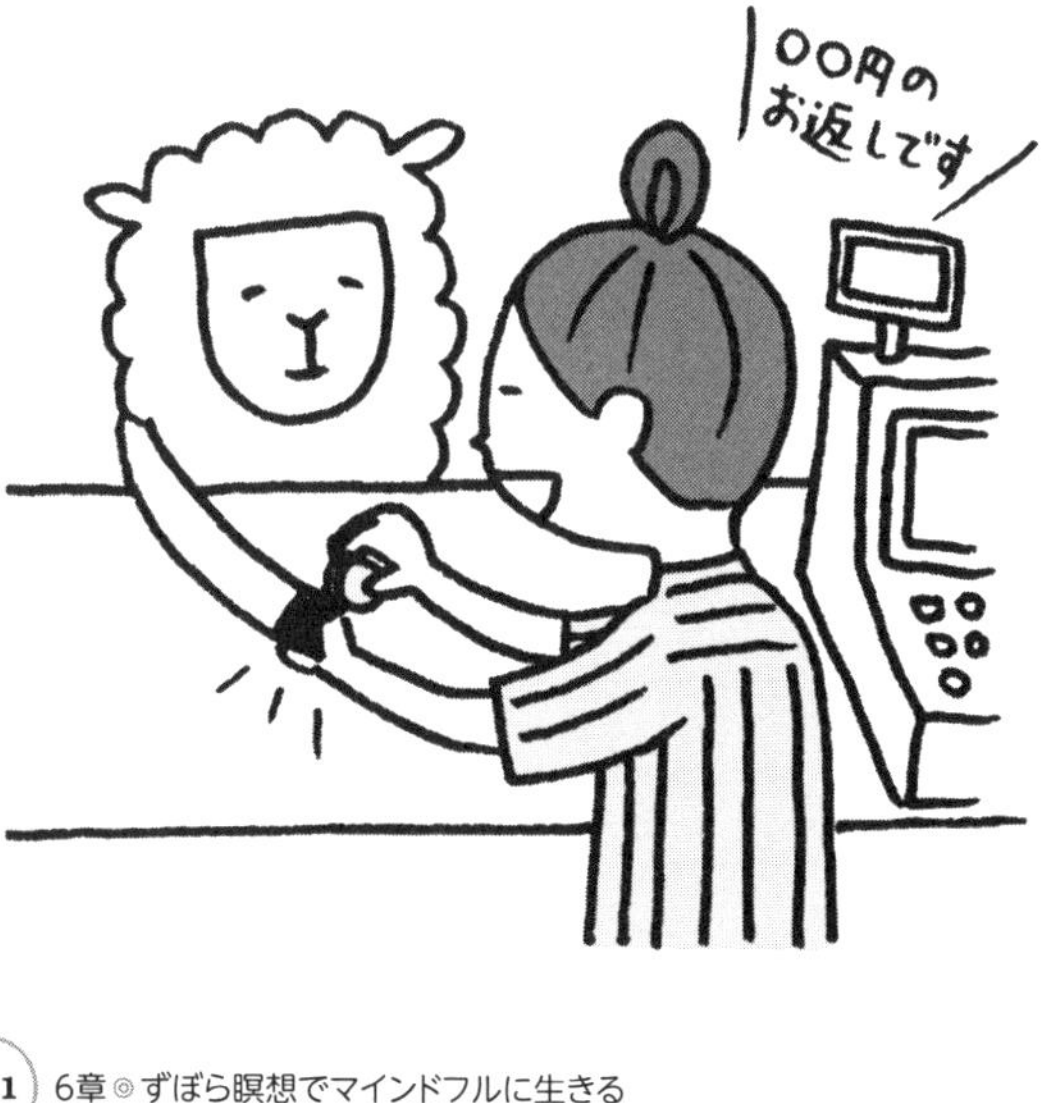

呼ばれる瞑想法の1つ、手の動きによる瞑想（手動瞑想）を伝道しています。それは、腕を上げたり、下げたり、手のひらを太ももの上に置いたり、お腹に持っていったりと、ある決まった動きをしながら、「今、この瞬間」の**手の感覚に集中を研ぎ澄ましてゆく**というものです。

お釣り瞑想は、その簡易版と言えるでしょうか。チャルーン・サティをもじって、お釣りだけに「チャリーン・サティ」です（笑）。ほかにも、冷たい水で手を洗うとき、掃除をするときなど、手のひらに意識を向けるチャンスを日常のなかに探してみてください。

28 円を描く

禅の世界には円相《えんそう》といって、筆で円を書いただけの書画があります。多くの偉いお坊さんが書き残していますが、まんまるにするのは、人間には無理。でも、だから味が出るんです。傾いたり、擦り切れたり、筆圧が強かったり、弱かったり、**ぜんぶその人の人間味を伝えるもの**です。完全な丸でないから、いいんです。

これは瞑想にもなります。子どもの頃、まんまるを書こうと、ひたすら書き続けた思い出はありませんか？　あれも子どもなりの瞑想です。

コツは、「まんまる」に、の一言です。「まんまる」を意識して繰り返し、円を書き続けましょう。筆ペンを使うと、雰囲気が出ると思います。

「まんまる」だけに集中することで、「きれいに書いてやろう、立派に書いてやろう」といった雑念が消え、無心に近づいていきます。繰り返しますが、完全な円にするのは難しい。でも、他に2つとない、自分という人間の味がそこに表れます。

29 利きアロマ

アロマテラピーにひと工夫を加えて、ずぼら瞑想に。

ここでは、ワインのテイスティングの技法を取り入れます。1つ香りを嗅いだら、自分の手の甲の匂いを嗅ぐ。そこで一度嗅覚をリセットして、また別の香りを嗅ぐ。これを3回ほど繰り返してください。ワインのテイスティング中、水を含んで舌の感覚をリセットするのと同じです。

これは、嗅覚が鋭くなる瞑想でもあります。続けていると、街なかを歩いていてもいい香りだなとか、ここは空気が悪いなとか、微細な匂いまで嗅ぎ分けられるようになります。そうすると、自分のストレスになる環境を遠ざけたり、**自然の草木の香りを楽しめるようになり、心が豊かになっていきます。**

香りがもたらす感情やイメージも大切にしてください。

もともと嗅覚は、記憶や情動をつかさどる大脳辺縁系と密接にリンクしていて、ダイレクトに感情を支配していると言われています。「この香りを嗅ぐと小さい頃を思い出す」といった経験はありませんか？ 私は、キンモクセイの香りを嗅ぐと、雨の日の幼稚園の帰り道を思い出します。

香りは、このように**懐かしい思い出と強く結びついています**。香りと思い出を、一緒に味わうことで、「今、この瞬間」の感じ方が、より深くなることでしょう。

30 携帯型アロマディフューザー

瞑想とアロマテラピーを一緒に習慣にしておくと、思わぬメリットがあります。

キーワードは条件反射です。梅干しのことを考えると唾液が湧いてくるように、夏の暑い日といえば冷たいビールが自然と飲みたくなるように、アロマの香りを嗅ぐというワンクッションを置くだけで、自動的に瞑想状態に入れます。

これならいつでもどこでも、リラックスできます。そのためにも、**アロマをいつも持ち歩けたら理想的**です。

最近、「これだ!」という便利アイテムを見つけました。携帯型のアロマディフューザーです。手のひらサイズのカートリッジに好みのアロマオイルを入れておき、ポケットに忍ばせておきます。

これをプシュッとひと吹きすれば即、瞑想のお膳立てが整う、というわけです。香りが周囲に散らないよううまくできているので、匂い移りもせず、人目を気にする必要もありません。職場でも電車のなかでも、香らせたいときに取り出せば、簡単にアロマテラピーが楽しめます。

便利なアイテムがあれば、ためらいなく、いくらでも利用すればいいと思います。もちろん、ご自身にとって過度な浪費にならない範囲内で。**道具に頼る、形から入る、というのも、瞑想を身近にする1つの方法**です。

かくいう私も、形から入るタイプかなと思っています。

修行中の禅僧だって、その観点でいけばアイテムを有効活用しています。修行僧のことを雲水《うんすい》といいますが、修行に入る前には10万〜20万円はする、決して安くはない修行道具一式を用意するのが一般的です。もともとは「着の身着のまま」で入門するのが慣例でしたが、今の時代は、いかにも禅僧らしいあじろ笠や、麻や綿でできた衣をお師匠さんが用意してあげるのです。

まさに禅僧の「コスプレ」、と言ったら和尚さんたちに怒られてしまいそうですが、大学や高校を卒業した若者にとって、きれいに剃髪《ていはつ》し、禅修行の身なりを整えて、「よし！」と気合一番、道場に入門する決意を固めるのも、通るべき大切な道なのです。

31 洗顔瞑想

女性向けの、洗顔瞑想、メイク落とし瞑想です。

たっぷりした泡が肌を包む、その柔らかな感触に意識を傾けてください。肌をつたい、泡を流してくれるお湯の温かさを感じましょう。お化粧や汗で汚れていた肌が、もとのきれいな素肌に戻っていく時間をゆっくり味わいましょう。

できれば、髪や体を洗うときも、同じように意識してください。

すると、「早く洗って出勤しなくちゃ」とか「肌が荒れているな」といった心配ごとが払われて、ありのままの自分を慈しむ心が育ちます。

デパートなどの美容部員の方も、そうやってお客さんをカウンセリングしているようです。「ガチャガチャ乱暴に洗わず、肌に泡で円を描くように、大事に優しくメイクを落としてください」。**マインドフルに洗顔すればお肌も心も健康になる**ことを、さすが美容のプロたちはよく知っているんですね。

資生堂の研究でも、濃密な泡、濃密な化粧水でスキンケアすることで、「気持ちが落ち着く」「自分が守られている」「自分と向き合える」といった意識の変化が生じることがわかっています。

そんなにのんびり顔も洗っていられない、という人は、**洗顔料を泡立てるだけでも十分効果あり**です。

大事な自分の顔を洗う大事な泡です。たまには手間ひまかけて、ふわふわの泡を作ってみましょう。それは、自分の顔に手間ひまをかけるのと同じです。いつも会社や家族のために尽くしている人が、時間を惜しまず自分1人のために尽くす。それは自分に対する、ごほうびなんですよ。

32 電話中のマインドフル・リスニング

電話が苦手、という悩みを抱えている人が少なくありません。

対面のコミュニケーションは丁寧なのに、電話ではぶっきらぼうになったり、極端に事務的になったり。口ごもる人もいれば、無理にテンションを上げて乗り切ろうとする人もいます。

「できれば全部ラインで済ませたい、メールで済ませたい」

でも仕事となるとそうも言っていられません。それに人付き合いにも支障が出ます。

電話のときのトーンと対面のコミュニケーションのトーンにギャップがあると、**相手から見ると「よくわからない人」に。**

どちらのトーンに合わせたらいいか、困惑させてしまいます。

そんな人は、前述のマインドフル・リスニングを電話に取り入れてみましょう。

①　受話器から聞こえてくる相手の声に注意を向けます。

②　まわりがうるさければ、目を閉じます。視覚が遮断されると聴覚が鋭敏になり、会話に集中できます。

③　聞こえてくる音から、**相手がどんな状況にいるか、イメージを膨らませます**。相手の声のほかにも、周りの人の声や、車が走る音、電車の発車メロディ、キーボードを叩くカチャカチャした音など、手がかりはたくさんあります。

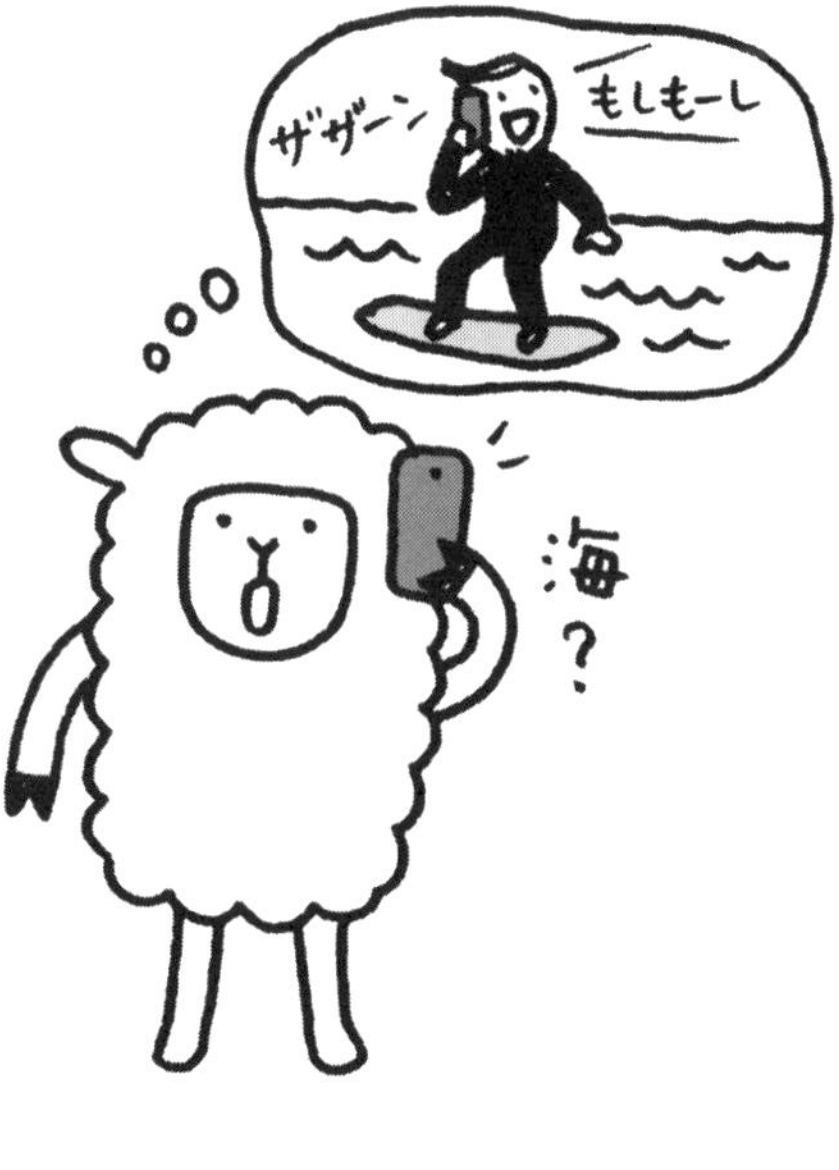

④　相手がいまどんな表情をしているか、どんなジェスチャーをしているか、思い浮かべます。

こうして、相手の話に全身全霊で耳を傾けていると、気持ちが安定し、まるで目の前に相手がいるときのように、自然な話し方ができます。

33 「大変だ！」と(脳内で)絶叫する

瞑想の効果は、その場かぎりのものではありません。日常的に続けているうちに、そもそも疲れにくい脳、折れない心が育っていきます。

でも、そんな備えを吹き飛ばすような、ストレスフルな事態に見舞われることも時にはあるでしょう。

激烈にネガティブな感情が湧いてきて、怒りや悲しみで自分をコントロールできない。目の前のことに集中するどころじゃない。今にも叫び出しそうだ！

そんな心の非常事態には、どうすればいいでしょうか。

1つには、**「リセット」**です。

そんな状態で何か考えようにも、ネガティブな言葉が頭の中をぐるぐる回るだけ。まずマインドワンダリングに歯止めをかけないと、事態は解決に向かいません。

具体的には、頭ではなく体を動かす。一度席をたって、場所を変えましょう。移動する間は、歩行瞑想。階段を上り下りするのもいいです。1歩ずつ、足裏の感覚に意識を向けながら歩き、注意資源を消費します。

2つめに、少し落ち着いた頭で、「現状を俯瞰《ふかん》」します。ここでは、ネガティブな感情の引き金を引いた、誰かのことを考えます。自分自身のことではない、という点に注意してください。「なぜ自分は怒っているのか」ではなく、「なぜあの人はそんなことをしたのか」にフォーカスして考えます。

こうすると、自分の感情をいったん脇において、物事を考えられます。当事者ではなく分析者、傍観者として、状況を眺めることができます。

人間は、**理屈で物事を解釈すると、心が落ち着く**ようにできています。このとき「高いところから見下ろす」という俯瞰の位置を意識してください。そこから、自分と、その人の間にある感情のもつれ、言葉のやりとりを眺めてみましょう。

すると、ふと目が覚める瞬間があるんですね。「あの人も余裕がなかったのかもしれないな」「こちらの言葉も悪かった」「まあ、怒ってもしょうがないか」と、気持ちが楽になるんです。

それでも、激情が鎮まらないときは？　憎たらしい誰かが目の前にいて、胸ぐらをつかむ寸前！　例えばそんなとき、私ならこうします。

頭のなかで、「大変だ！」と10回叫ぶ。

自分の心がいま大変なことになっている、それを言語化してあげるんです。

私だって、そういうことがあります。満員電車で足を思い切り踏まれたり、突き飛ばされたりすれば、「この野郎！」と思います。そんなときはすかさず、「大変だ！大変だ！　大変だ！」。

なんだかバカみたいですけど、心理学的な裏付けもあるんです。

怒りの感情は、5秒前後でピークを迎えると言います。**5秒待てば、何もしなくても怒りが収まる**、ということです。「大変だ！」10回で5秒を耐えているうちに、感情のコントロールが戻ってきます。

「ラベリング」の効果もあります。ラベルを貼ることで、ネガティブな感情に気づき、言語化できると興奮が落ち着いてくる、というものです。

そして最後に、ユーモアの効果です。

「大変だ！　大変だ！　大変だ！」のさなか、私の脳裏に浮かんでいるイメージがあります。覚えている方がいるかどうか、ザ・ドリフターズ主演の大人気バラエティ番組「8時だョ！全員集合」のワンシーンです。

毎回、長いコントの最後に、志村けんさん、加藤茶さん、いかりや長介さんたちが、舞台上をドタバタ走り回ってオチがつく。「大変だ！　大変だ！　大変だ！」は、そのときのお祭り騒ぎの楽しさを思い出させてくれます。

ユーモアにはネガティブな感情を笑いに変える力があります。レジリエンスにもユーモアは欠かせないもの。頭のなかでドリフターズの面々がドタバタしていたら、怒りも悲しみも、どこかへ消えていってしまいます。

川野泰周
かわの・たいしゅう

◎

精神科・心療内科医／臨済宗建長寺派林香寺住職。精神保健指定医・日本精神神経学会認定専門医・医師会認定産業医。RESM新横浜 睡眠・呼吸メディカルケアクリニック副院長
1980年横浜生まれ。2004年慶應義塾大学医学部医学科卒業。
臨床研修修了後、慶應義塾大学病院精神神経科、国立病院機構久里浜医療センターなどで精神科医として診療に従事。2011年より建長寺専門道場にて3年半にわたり禅修行をし、2014年末より横浜にある臨済宗建長寺派林香寺住職となる。現在寺務の傍ら都内及び横浜市内にあるクリニック等で精神科診療にあたっている。うつ病、神経症、PTSD、睡眠障害などに対し薬物療法と並び、禅やマインドフルネスの実践を含む心理療法を積極的に取り入れた診療にあたっている。またビジネスパーソン、看護職、介護職、学校教員、子育て世代の主婦などを対象に幅広く講演・講義を行っている。
著書に『「あるある」で学ぶ余裕がないときの心の整え方』（インプレス）、『悩みの9割は歩けば消える』（青春出版社）などがある。

ずぼら瞑想

2018年4月5日　第1刷発行
2021年11月25日　第5刷発行

著　者　川野泰周
発行人　見城 徹
編集人　福島広司

発行所　株式会社 幻冬舎
〒151-0051　東京都渋谷区千駄ヶ谷4-9-7

電話　03(5411)6211(編集)
03(5411)6222(営業)
振替　00120-8-767643
印刷・製本所　株式会社 光邦

検印廃止

ISBN978-4-344-03279-8　C0095
幻冬舎ホームページアドレス　https://www.gentosha.co.jp/

この本に関するご意見・ご感想をメールでお寄せいただく場合は、
comment@gentosha.co.jpまで。